Kohlhammer

**Der Autor**

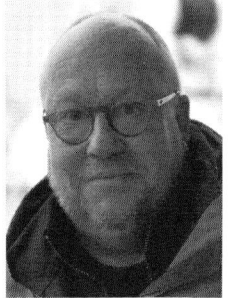

Wolfgang Klietz wurde 1963 in Neumünster geboren und ist dort aufgewachsen. Seit 1989 arbeitet er als Redakteur beim »Hamburger Abendblatt«. Klietz hat Bücher und Aufsätze zur maritimen Geschichte der DDR geschrieben. Er ist verheiratet, Vater von zwei erwachsenen Kindern und lebt in Hamburg.

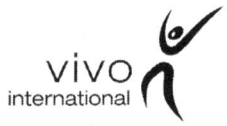

Im Kaufpreis dieses Buchs ist eine Spende von 1 Euro an *vivo international e. V.* enthalten. Der Verein bietet traumatisierten Menschen weltweit psychologische Hilfe an. Weitere Infos unter www.vivo.org.

Wolfgang Klietz

# Oben scheint das Licht

## Ein Weg aus dem Trauma

Mit einem Vorwort von
PD Dr. Maggie Schauer
und einem Beitrag von
Kathrin Walter

Verlag W. Kohlhammer

Dieses Werk einschließlich aller seiner Teile ist urheberrechtlich geschützt. Jede Verwendung außerhalb der engen Grenzen des Urheberrechts ist ohne Zustimmung des Verlags unzulässig und strafbar. Das gilt insbesondere für Vervielfältigungen, Übersetzungen und für die Einspeicherung und Verarbeitung in elektronischen Systemen.

Pharmakologische Daten verändern sich ständig. Verlag und Autoren tragen dafür Sorge, dass alle gemachten Angaben dem derzeitigen Wissensstand entsprechen. Eine Haftung hierfür kann jedoch nicht übernommen werden. Es empfiehlt sich, die Angaben anhand des Beipackzettels und der entsprechenden Fachinformationen zu überprüfen. Aufgrund der Auswahl häufig angewendeter Arzneimittel besteht kein Anspruch auf Vollständigkeit.

Die Wiedergabe von Warenbezeichnungen, Handelsnamen und sonstigen Kennzeichen berechtigt nicht zu der Annahme, dass diese frei benutzt werden dürfen. Vielmehr kann es sich auch dann um eingetragene Warenzeichen oder sonstige geschützte Kennzeichen handeln, wenn sie nicht eigens als solche gekennzeichnet sind.

Es konnten nicht alle Rechtsinhaber von Abbildungen ermittelt werden. Sollte dem Verlag gegenüber der Nachweis der Rechtsinhaberschaft geführt werden, wird das branchenübliche Honorar nachträglich gezahlt.

Dieses Werk enthält Hinweise/Links zu externen Websites Dritter, auf deren Inhalt der Verlag keinen Einfluss hat und die der Haftung der jeweiligen Seitenanbieter oder -betreiber unterliegen. Zum Zeitpunkt der Verlinkung wurden die externen Websites auf mögliche Rechtsverstöße überprüft und dabei keine Rechtsverletzung festgestellt. Ohne konkrete Hinweise auf eine solche Rechtsverletzung ist eine permanente inhaltliche Kontrolle der verlinkten Seiten nicht zumutbar. Sollten jedoch Rechtsverletzungen bekannt werden, werden die betroffenen externen Links soweit möglich unverzüglich entfernt.

1. Auflage 2022

Fotos 1–4, 6: Wolfgang Klietz; Foto 5: privat

Alle Rechte vorbehalten
© W. Kohlhammer GmbH, Stuttgart
Gesamtherstellung: W. Kohlhammer GmbH, Stuttgart

Print:
ISBN 978-3-17-042744-0

E-Book-Formate:
pdf:   ISBN 978-3-17-042745-7
epub:  ISBN 978-3-17-042746-4

*»Die Angst vor dem Tod hält uns am Leben«*

Dr. Leonard »Pille« McCoy in »Star Trek Beyond«, 2016

# Inhalt

Vorwort 9
*von Maggie Schauer*

Einleitung 13

Krieg und Angst in den Genen 14

Ein kleiner Junge und der Tod 18

Die Sehnsucht nach der Gefahr 24

Knapp der Katastrophe entkommen 39

Der »Deckel« springt auf 43

In mir tobt der Krieg 55

Zum ersten Mal höre ich das Wort
»transgenerational« 61

Inhalt

| | |
|---|---|
| **Eine Linie als Weg zur Heilung** | **80** |
| **Nachwort** | **104** |
| **Epilog** | **106** |
| **»Fass bloß nicht das Trauma an!«** | **107** |

*von Kathrin Walter*

| | |
|---|---|
| **Danksagung** | **117** |
| **Weiterführende Literatur und Internetlinks** | **119** |

# Vorwort

von Maggie Schauer[1]

*Ich setzte den Fuß in die Luft, und sie trug.*
Hilde Domin, »Nur eine Rose als Stütze«, 1959

Für Traumaüberlebende ist die Erinnerung an Ereignisse in der eigenen Lebensgeschichte un*denk*bar und unaus*sprech*lich. Ein Abgrund der Angst, der sich vor dem eigenen Ich auftut.

»*Trauma wirft unser Erinnerungsvermögen durcheinander und chiffriert es.*«[2] Fragmente drängen sich trotzdem und unvorhersehbar auf. Sie beeinflussen jeden Tag, jede Nacht, sind wirklicher als die Realität. Sie aktualisieren sich, beherrschen das Leben, zersetzen die Beziehungen, treiben die Unruhe, vor allem aber verhindern sie viele Lebensmöglichkeiten. Und dies ohne mit den Sinnen greifbar zu sein, ohne dass sie bis zum Bewusstsein vordringen, ohne dass der Mensch diese dunkle Macht in Worte fassen und verstehen könnte.

---

1 Die Psychotraumatologin PD Dr. Maggie Schauer ist Privatdozentin und habilitiertes Mitglied der Professor*innen der Universität Konstanz. Zusammen mit Prof. Thomas Elbert und Prof. Frank Neuner hat sie die *Narrative Expositionstherapie NET* entwickelt (www.net-institute.org). Schauer war jahrzehntelang die Leiterin des Kompetenzzentrums »Psychotraumatologie«. Sie engagiert sich in Kriegs- und Krisengebieten und forscht zu multipler und komplexer Traumatisierung sowie zu transgenerationalen Folgen von Gewalt und Vernachlässigung. Als Gründungsmitglied von *vivo international*, einer gemeinnützigen Organisation zur Bewältigung und Prävention der psychischen Folgen von traumatischem Stress (www.vivo.org), arbeitet Maggie Schauer mit an der weltweiten Vision zur Beendigung interpersoneller Gewalt.

2 Laudatio von Prof. Seyla Benhabib für Carolin Emcke, anlässlich der Verleihung des Friedenspreises des Deutschen Buchhandels 2016.

Das Nicht-darüber-sprechen, Nicht-daran-denken, Nicht-daran-erinnert-werden-wollen wird zum täglichen Spießrutenlauf. »Vermeidung«, ein Kernsymptom der Störung. Die Angst vor der Qual, die mit dem Wiedererleben einhergeht, ist immens. Sie ist es, die Traumasymptome ein Leben lang aufrechterhält.

Das emotionale Gedächtnis ist assoziativ organisiert. Jedes wahrgenommene, gefühlte, körperlich gespürte Erinnerungselement schlägt eine affektive Brücke und befeuert ein anderes. Ein »Furchtnetzwerk« ohne Struktur und Ordnung. Es gibt keinen Halt, die Angst ist allgegenwärtig. Wie also den Schritt ins scheinbare Nichts wagen?

*»Man kann sich einem Trauma nur langsam nähern, mit Sorgfalt, mit Teilnahme, mit analytischer Empathie, wenn das Opfer beginnt, sich der Wurzel des Schmerzes zu nähern und sich an das erfahrene Leid erinnert.«*[3]

## Die Entstehung des Narrativs

### Erster Schritt: Was ein Mensch erleben kann – der Beginn einer Einordnung des Geschehenen in Raum und Zeit[4]

Da viele Menschen körperliche oder sexuelle Gewalt erleben, Todesnähe, schwere Unfälle in Freizeit und Beruf, Naturkatastrophen, Verletzungen und Begegnungen mit Tod und Grauen, Schrecken, Übergriffe, Leid und Zurückweisung in den Gemeinschaften, Familien, in den sozialen Gruppen, aber auch während des Krieges, organisierter Gewalt, Vertreibung und Flucht, gibt es in der Psychologie Erfahrung mit potenziell traumatisierenden Lebensereignissen.

---

3 Seyla Benhabib a. a. O.
4 Original: Schauer, M., Neuner, F., Elbert, T. (2005/2011, 2nd Edition) *Narrative Exposure Therapy (NET). A Short-Term Treatment for Traumatic Stress Disorders.* Cambridge/Göttingen: Hogrefe & Huber Publishers; Deutsches Manual: Neuner, F., Catani, C., Schauer, M. (2021) *Narrative Expositionstherapie NET (Bd. 82, Fortschritte der Psychotherapie).* Göttingen: Hogrefe.

Im ersten Zugang bietet der Therapeut ein Gespräch darüber an, ob es jemals solche bekannten Ereignisse, die traumatisierend wirken können, im Leben der Person gab. Solche, die große Angst und starke Hilflosigkeit ausgelöst haben. Er hilft dem Patienten, seine Biografie anfangs zunächst von außen zu betrachten, nur die Fakten zu sammeln.

Und alles gründet auf den zwischenmenschlichen Erfahrungen in der Kindheit. Sie prägen den Boden aller Entwicklung. Wurde das Kind gesehen, beantwortet, bedingungslos geliebt? Oder wurde es misshandelt, vernachlässigt, missbraucht? »Sagten im Haushalt lebende Erwachsene verletzende Dinge zu Ihnen, die sie traurig machten, beschämten, demütigten? Mussten Sie zusehen, wie Ihre Mutter geschlagen, erniedrigt, geohrfeigt wurde?«

Der Traumaüberlebende kann diese Fragen jede einzeln zu sich nehmen und in Ruhe überlegen, ob er dies aus seinem Leben kennt, entweder selbst durchlebt hat oder bezeugen musste und wie alt er zu diesem Zeitpunkt war. Eine erste Verortung und Vergeschichtlichung geschieht!

### Zweiter Schritt: Die Lifeline – das Leben im Überblick, als Gestalt

Die beiden Achsen »biographische Zeit« und »körperlich-emotionale Aufregung« spannen die Beschaffenheit unseres Lebensdramas auf. Denn was uns emotional und physiologisch bewegt hat, prägt und bewahrt die Erinnerung.

Auf der Lebenslinie wird entlang der Chronologie markiert, was der traumatisierten Person, wann, wieviel Herzklopfen bereitet hat. Die bedeutsamsten Momente, die sich ins »heiße Gedächtnis« eingebrannt haben, gute und schlechte. Von unserer Geburt bis zum heutigen Tage.

Symbole stellen den Lebensverlauf dar: Steine für Traumata und schwere Erlebnisse des Opfers, auch für Trauer, um Verluste und Gestorbene und auch selbst ausgeübte Gewalt. Und Blumen für positive Ereignisse, Erfolge, unvergessliche, wichtige Menschen, Geschenke des Lebens.

## Dritter Schritt: Erzählung der gesamten Lebensgeschichte – Narrative Exposition

»Trauma wird sagbar, genau weil jemand das Geschehen in eine Geschichte einzuordnen weiß, und es so erzählbar macht. ... Das ist nicht nur eine intellektuelle Herausforderung, sondern auch eine Form moralischer Interaktion mit dem Anderen – und eine hohe Kunstform...«[5]

Testimony. Wenn der Überlebende seine Geschichte in Form von zusammenhängenden, nacheinander sich ereignenden Erlebnissen erzählt, wird der Gegenüber Zeuge der in der Vergangenheit geschehenen Traumata. Durch geleitete *Ex-Position* die Situationen wiedererfahren und als Erzähler aus dem Damals heraustreten. Durch Verlangsamung und einfühlsames Verbalisieren das Geschehen nach und nach auffalten und in die Tiefe gehen, bis alles wahrgenommen, gedacht, gefühlt, in seiner Bedeutung verstanden und in Worte gefasst ist.

Wolfgang Klietz hat den Schritt getan, für sich, seine Familie und die vielen anderen Traumaüberlebenden. Er hat eine Therapeutin gefunden, die zuhören und die Narration begleiten konnte.

Sie mögen eine Fußspur hinterlassen – die trägt und Mut macht für andere.

Konstanz, im Mai 2022,
PD Dr. Maggie Schauer

---

[5] Seyla Benhabib a. a. O.

# Einleitung

Ich habe nie zu den Menschen gehört, die von einer »wunderbaren Kindheit« geschwärmt haben. In Talkshows kann man diese Formulierung und ähnliche immer wieder hören: »Wir waren in der Natur, wir waren so frei. Es war eine herrliche Zeit.« Dabei lachen schöne Menschen, die scheinbar Großes vollbracht haben; andernfalls wären sie nicht in der Talkshow und dürften eine Inszenierung aufführen. Ich kenne keinen Menschen, der mit diesen Worten von seiner Vergangenheit berichtet. Kindheit ist nicht gleich Paradies, Kindheit ist Glück und Geborgenheit, aber auch Schmerz, Streit und Einsamkeit und die Erkenntnis, dass das Individuum allein durchs Leben gehen muss und doch die Wärme und Sicherheit des Elternhauses nicht verlassen möchte. Ein Konflikt, der den Menschen gesund ins Dasein des Erwachsenen entlässt. Wenn er nicht dem Tod begegnet, die Welt nicht mehr sicher scheint und sich in einen gefährlichen Ort verwandelt, in dem jeder Moment der vor dem Tod sein könnte.

Ich habe normal gelebt, mit Spielzeugautos und Fußball gespielt, mich verliebt, mit Mädchen geschlafen, studiert, einen tollen Job gefunden, eine tolle Frau und großartige Kinder. »Eigentlich könnte alles so schön sein«, habe ich im vergangenen Jahr gesagt. Dann ging nichts mehr. Die Beine gehorchten nicht, die Hände zitterten, der Horror kam jede Nacht wieder.

Die wahre Geschichte, die ich erzähle, beginnt lange vor meiner Geburt.

# Krieg und Angst in den Genen

## Neumünster/Tungendorf, etwa 1944

Als die Bomber kamen, versteckten sich Helmut und ein Freund hinter einer Hecke. Zuerst kam das Dröhnen der Motoren in dem kleinen Tungendorf an, das direkt an Neumünster angrenzte. Dann fielen die Bomben. Die Jungen, beide um die 15 Jahre alt, konnten das Krachen hören. Kurz darauf sahen sie das Feuer, das in Neumünster ausgebrochen war. Neumünster war für die Alliierten im Zweiten Weltkrieg ein wichtiges Ziel: Hier trafen sich die meisten Eisenbahnlinien und Fernstraßen Schleswig-Holsteins zu einem Knotenpunkt, die Stadt war dicht besiedelt und ein wichtiger Industriestandort. Am nordwestlichen Stadtrand lag der Flugplatz. »Wir hatten Angst«, erzählte mir Helmut Jahrzehnte später, als ich etwa in dem Alter war, in dem er die Bombenangriffe und die Angst erlebte. Helmut war mein Vater.

Er kannte Angst und Gewalt lange vor den Angriffen. Helmut gehörte der Hitlerjugend an und ging nur ungern zu den Treffen. »Dort wurde immer geprügelt«, berichtete er mir. Mein Vater hat nie ausführlich aus seinem Leben und der Kindheit in Tungendorf erzählt, immer nur in kurzen Sätzen.

»Wir konnten sehen, wie Hamburg brannte.« Auch diese Erinnerung gehört zu diesen, bruchstückhaft gebliebenen Erzählungen. »Der Himmel war rot.« Vermutlich schienen die verheerenden Brände der britischen »Operation Gomorrha« bis ins 60 Kilometer entfernte Tungendorf. Im Juni 1943 stand die ferne Hansestadt in Flammen, mindestens 34.000 Menschen starben im Feuersturm. Das wusste Helmut nicht, als er den roten Himmel am südlichen Horizont sah. Doch er verstand, dass ein Inferno in der Stadt wütete, wenn man den Feuerschein selbst von seinem Zuhause aus sehen konnte.

Auch an die »Christbäume« konnte sich mein Vater erinnern. Die Bomber warfen sie ab, doch der Flitter war nicht bedrohlich. Die Besatzungen nutzten Staniolstreifen, um das deutsche Radar zu täuschen. Später hingen die dünnen Metallteile als Lamettaersatz am Weihnachtsbaum.

Helmuts Vater ernährte die Familie als »Tagelöhner«. Mein Vater empfand diesen Begriff nicht als diskriminierend. Tagelöhner arbeiteten bei den Bauern und bekamen Geld, wenn sie ihren Job gemacht hatten. Viel war es nicht, um Helmut, seine Geschwister und ihre Mutter zu ernähren. Nachts mussten sich die Kinder die Betten teilen.

Die genaue Betrachtung der Familiengeschichte offenbarte auch Neuigkeiten. »Wir waren sechs Kinder«, hat mein Vater stets gesagt. Bei der Durchsicht alter Dokumente stoßen mein Bruder und ich jedoch auf Hinweise auf einen weiteren Bruder: Walter Johann Hinrich, geboren am 4. Oktober 1913, also 16 Jahre vor meinem Vater. Der Junge wurde nur zwei Jahre alt. Hat mein Vater nichts von ihm gewusst? Wurde das kurze Leben des Kindes in der Familie verschwiegen? Wir können niemanden mehr fragen und spüren zugleich, welches Leiden im Elternhaus präsent gewesen sein muss. Vater und Mutter verloren ihr erstes Kind, zwei weitere starben als Erwachsene im Zweiten Weltkrieg.

»Ihr sollt es einmal besser haben«, hat mein Vater oft zu meinem Bruder und mir gesagt. Und den Satz: »Bloß keinen Krieg!«

## Das Foto des »Führers« liegt im Misthaufen versteckt – Ascheberg, etwa 1944

Das Foto von damals zeigt meine Mutter: ein blondes Mädchen mit Zöpfen. Die junge Johanna*6 gehörte zum nationalsozialistischen Bund deutscher Mädchen und fügte sich dort mit ihrem Aussehen gut ein. Auch der Verwandtschaft hat die blonde Johanna gefallen. Sie war die jüngste unter den Cousins und Cousinen aus einer großen Familie, in der die Männer durchweg der NSDAP angehörten. Onkel »Guschi« machte Karriere bei der Waffen-SS und erzählte später bei Feiern, dass gar nicht so viele Juden gelebt hätten wie angeblich umgebracht wurden. Mein sechs Jahre älterer Bruder Michael* wollte ihm nie die Hand zur Begrüßung reichen.

Die Ascheberger Kinder gingen im Sommer zum Baden an den Plöner See. Meine Mutter weiß nicht mehr, wie alt sie war, als sie beinahe im Wasser umgekommen wäre. Ein großer Junge habe sie nach unten gedrückt – einfach zum Spaß. »Ich kriege jetzt noch eine Gänsehaut«, sagt meine Mutter auch heute noch, wenn sie daran zurückdenkt. Sie hat nie schwimmen gelernt und ist später beim Baden an der See nur bis zum Bauch ins Wasser gegangen.

Auch nach Ascheberg kam der Krieg mit den Bombern. Tief brummend überflogen die Maschinen das Dorf in Richtung Kiel. Dann ging die Familie auf den Dachboden und sah zu, wie die Flak-Scheinwerfer die Flugzeuge suchten. Auch Kiel brannte rot.

---

6 Hier wie im Folgenden bei mit Sternchen gekennzeichneten Personen handelt es sich bei ihren Namen um Pseudonyme.

Noch mehr Angst hatte die Familie, als die Briten nach Schleswig-Holstein kamen und Nazis verhafteten. Die Soldaten sperrten fast alle Männer aus der Familie in einem Haus ein, das in Ascheberg die »Felsenburg« hieß. Mutters Vater war jedoch nicht dabei. Er hatte die Fotos des Führers und die Hakenkreuze im Misthaufen versteckt.

Vermutlich hatten die Briten meinen Großvater verschont, weil er sich nach damaligen Kriterien nicht schuldig gemacht hatte. Im Ersten Weltkrieg hatte er in Verdun im Schützengraben gekämpft, ein Auge und ein Stück des Hüftknochens verloren. Im Zweiten Weltkrieg konnte er nicht mehr kämpfen.

Zehn Jahre nach dem Einmarsch tauchten die Fotos unterm Misthaufen wieder auf. Sie waren fast unbeschädigt.

Ebenso unbeschadet überstanden bei vielen Männern aus der Familie die Erinnerungen an den Krieg die Zeit. Ich war ein kleiner Junge, als bei Oma Geburtstag gefeiert wurde. An einen alten Mann im schwarzen Anzug erinnere ich mich. Er sprach immer wieder von seiner Zeit als Soldat in Russland, über Feldzüge ganzer Armeen und die Kälte. »Ach, er redet wieder vom Krieg«, hieß es hinter vorgehaltener Hand. Vermutlich sprach er vom Zweiten Weltkrieg. Zuhören wollte dem alten Mann niemand.

# Ein kleiner Junge und der Tod

### Freibad in Wahlstedt, etwa 1967

Oben scheint das Licht. Weiß durchdringt es das Blau, das immer höher zu steigen scheint. Ohne klare Konturen leuchtet es, gebrochen von den leichten Wellen, immer in Bewegung. Nach oben steigen die Bläschen durch die Stille, nach oben recken sich auch die Arme, um sich festzuhalten, zu greifen, doch das Wasser lässt sich nicht packen. Das totenstille Blau um mich herum gibt nach, auch unter meinen Füßen, die wie meine Hände Halt suchen und ihn nicht finden. Ich sinke unter dem Licht.

Nur wenige Sekunden ist es her, dass ich in das Becken stürzte. Wo ist Papa? Ich hatte ihn an diesem Hochsommertag in dem Freibad aus den Augen verloren. Die Sonne schien. Licht, Hitze und

Tausende Füße haben den Rasen in grauen Staub und graue Halme verwandelt. Wo ist Papa? Überall Menschen, aber wo ist er? Ich laufe, ich weine, ich bin allein. Ich laufe schneller.

Dort ist das Schwimmerbecken. Kein Ort für mich, denn ich kann nicht schwimmen, aber ich glaube, mein Papa ist dort. Ich laufe immer noch, das Wasser leuchtet blau, die Menschen juchzen und lachen, die weißen Kunststofflamellen am Rand schlucken das überschwappende Wasser. Die Lamellen kommen auf mich zu, ich bin offenbar ausgerutscht. Doch genau weiß ich den Ablauf bis heute nicht.

Das weiße Licht im sich bewegenden Blau ist die nächste Erinnerung. Ich sinke im Wasser. Nichts zu hören, dann wird es dunkel. Keine Erinnerung an Angst oder Panik, Atemnot und den Versuch zu schreien. Keine Erinnerung an das, was dann passiert sein muss. Wie tief war ich unten? Wie lange? Wann kam der zupackende Griff, der mich, den kleinen Jungen, nach oben ans Licht und vor allem an die Luft zog? Die Bilder sind verschwunden, vermutlich für immer. Wird die Angst übermächtig, zerstört sie die Bilder. Wie ein Filmriss.

Das nächste Bild in meinem Gedächtnis zeigt diffus einen Jungen, einen »großen Jungen«. Ich bin wieder oben und sehe ihn, aber nicht sein Gesicht. Dass er mir das Leben gerettet hat, dass ich ohne ihn ertrunken wäre – das hat er vermutlich erst später verstanden. Auch an sein Gesicht werde ich mich erst später erinnern.

»Kannst du nicht schwimmen?«, fragt er. »Nein!« Dann beginne ich zu weinen und will raus aus dem Becken. Ich glaube, der Junge hat mir dabei geholfen. Doch auch diese Bilder bleiben unklar. Ich laufe wieder. Ich weine und weine. Wo ist Papa? Wo ist Mama? Die Sonne scheint weiß, der Boden bleibt grau, das Wasser läuft an mir herunter. Mehr weiß ich nicht mehr.

»Mama, ich bin ins Wasser gefallen!« Ich habe sie auf einer Wiese gefunden. Neben ihr liegen die bunte Kinderdecke für mich und das Handtuch. Ich weine und weine. »Hast du viel Wasser geschluckt?« »Ja, ganz viel.«

Mehr kann ich nicht erzählen. Auch nicht davon, was danach geschah, ob ich über den Sturz und das Versinken gesprochen habe, den »großen Jungen« und wann ich aufhörte zu weinen. Ich weiß es nicht mehr.

Ich habe als Kind sehr spät schwimmen gelernt. Beim Schulschwimmen bleibe ich der einzige im Nichtschwimmerbecken. Der Versuch eines Sportlerlehrers, mich zum Tauchen zu zwingen, endet mit Kratzern und blauen Flecken an seinen Beinen. Ich wehre mich mit allen Kräften, die ein Elfjähriger aufbringen kann. Die Frage, warum ich so heftig reagiere und einen Lehrer verletze, stellt er weder mir noch meinen Eltern.

### Der Fallschirm öffnet sich zu spät – Neumünster, etwa 1967

Die Motorengeräusche der kleinen Sportflugzeuge gehören zu meiner Kindheit. Der kleine Flugplatz von Neumünster liegt nicht weit entfernt von unserem Zuhause. Im Sommer drehen die Maschinen ihre Runden über dem Stadtrand, an den Wochenenden sind es besonders viele. Andere Menschen mag der Geräuschpegel stören, für mich klingen die Motoren nach Sonntag.

An einem dieser Sonntage fahren wir mit dem VW-Käfer die wenigen Kilometer zum Flugplatz. Dort haben sich Fallschirmspringer getroffen, die in die Flugzeuge steigen und sie im Himmel über Neumünster wieder verlassen, um punktgenau auf dem Gras der Start- und Landebahn wieder auf die Erde zu gelangen. Immer wieder kommen brummend neue Flugzeuge. Nicht immer ist es im heißen hellen Sonnenlicht klar zu erkennen, wie die Springer durch die Türen in die Tiefe springen. Spätestens, wenn sich der Fallschirm öffnet, sind sie gut auszumachen. Deutlich abgebremst schweben sie über dem Boden ein, bis sie aufsetzend sich in der derselben Sekunde abrollen, um die Wucht der Landung auf den Körper abzufangen.

Immer wieder fallen Springer herab. Mindestens 100 Zuschauer folgen erst dem ungebremsten Flug, dann dem Öffnen des Fallschirms und dann der Landung im Gras. Familien wie wir haben sich versammelt, um trotz praller Sonne den Springern zuzusehen.

Und wieder einer. Er springt aus dem Flugzeug, das brummend weiterfliegt, und fällt vom Himmel. Dutzende Male haben wir diese Sprünge verfolgt. Jetzt müsste sich, wie bei allen anderen zuvor, der Fallschirm öffnen. Warum öffnet er sich nicht? Der Springer rast auf das Gras zu, dann öffnet sich der Fallschirm ein klein wenig, doch zu spät, um den Fall wirklich abzubremsen. Plötzlich der Aufprall und dieses hörbare Knacken, das ich nie vergessen werde. Die Menschen rufen entsetzt »Oh!«. Es klingt, als ob sie gleichzeitig das Wort ausrufen, um dann noch in der Silbe leiser zu werden, als sie erkennen, dass vor ihren Augen etwas Unwiderrufliches, ein Unglück geschehen ist.

Der dicke Mann mit der Halbglatze hinter der Absperrung ruft etwas. Es klingt wie ein Befehl, den er ausspricht. Vermutlich hat er einem Kollegen das Wort »Krankenwagen!« zugebrüllt. Dann steigt er in den VW-Käfer des Flugplatzes, der ohne Nummernschild bereitsteht, und rast dorthin, wo der Fallschirmspringer mit diesem entsetzlichen Geräusch aufgeschlagen ist. Das eigentümliche Geräusch des Käfer-Motors, dieses Aufheulen, kann ich immer noch hören. Und die Stimme des Mannes mit der Glatze.

Ich stehe vor dem hohen Gras, neben mir mein Vater. Ich schaue in die Richtung, in die der Käfer rast. Inzwischen ist der Fallschirm zu Boden gefallen. Ich blicke weiter dorthin, ohne etwas zu erkennen. Um uns herum drehen sich viele Menschen um. Leise sprechend oder schweigend gehen sie zum Parkplatz. »Lass uns besser losfahren«, sagt mein Vater.

Am nächsten Tag zeigt meine Mutter uns einen kleinen Artikel in der Lokalzeitung über das Unglück. Der Fallschirmspringer ist tot.

## Ein weißes Tuch und die Lampe dahinter – Neumünster, etwa 1967

Meine Mutter erinnert sich gut an den Arzt und seinen Ruf. »Pferdedoktor« nannte man Dr. Jungmann* in Neumünster. Trotzdem war sein Wartezimmer immer voll, der Mann war damals der einzige Experte für Hals, Nasen und Ohren im Ort. Ich schnarchte laut. Die nächtlichen Geräusche waren für ein Kind in meinem Alter nicht nur ungewöhnlich, sondern auch störend für meinen Bruder, mit dem ich in den ersten sechs Jahren meines Lebens ein Zimmer teilen musste.

Der Hausarzt weiß nur einen Rat: »Die Polypen müssen raus.« Damit bin ich ein Fall für Dr. Jungmann ohne zu ahnen, wie der Mann mit seinen Patienten umgeht, selbst wenn sie noch Kinder sind. Unter Polypen kann ich mir kaum etwas vorstellen, das Problem des Schnarchens habe ich nicht verstanden. Ich habe Angst, weil ich nicht weiß, was geschehen wird und weil es schon im Wartezimmer nach Medikamenten und Desinfektionsmitteln riecht. Mich beruhigt nur, dass meine Eltern bei mir sitzen. Ich erinnere mich an einen dunklen Raum mit viel Braun und vielen schweigenden Patienten, die im Kreis um einen Tisch sitzen und warten.

Wie ich zum Stuhl im Behandlungszimmer gekommen bin, weiß ich nicht mehr. Ich bin allein mit Dr. Jungmann und seinen Helferinnen. Die Erinnerung an Gesichter und Mobiliar ist fort, nur die an das Tuch ist geblieben, das auf meinem Gesicht liegt. Dahinter scheint ein Licht, vermutlich die Lampe des Arztes, der in meinen Rachen leuchtet. Eine Metallkonstruktion verhindert, dass ich den Mund schließen kann. Sie schmeckt nach Eisen. Dann sehe ich die Tropfen, die eine Helferin aufs Tuch träufelt. Ein scharfer Geruch dringt in meine Nase. Dann stoppt bis auf wenige Bruchstücke die Erinnerung.

Später erfahre ich: Dr. Jungmann will mich mit Äther betäuben, ein in den 1960er-Jahren übliches Verfahren. Doch die Chemikalie wirkt nicht bei jedem Patienten. Ich gehöre zu jenen, die nicht einschlafen, sondern erregt und panisch reagieren. Damit hat Dr. Jungmann offenbar nicht gerechnet. Er erwartet ein ruhig schlafendes Kind.

Ich weiß heute, dass der Arzt und die Frauen die Operation fortsetzten, und vermute, dass sie mich festhielten und auf den Stuhl drückten, vermutlich mich auch am Hals packten. Ich erinnere mich an eine große Unruhe und laute Stimmen und daran, dass ich geschrien habe. Ich glaube, Dr. Jungmann war wütend. Dann sehe ich immer noch das weiße Tuch und die Lampe dahinter. Mehr Einzelheiten weiß ich nicht. Sie sind in meinem Gedächtnis nicht mehr auffindbar. Ich glaube aber, dass die Erinnerungen noch vorhanden sind.

Ein letztes Bild ist noch vorhanden. Ich bin zurück im Wartezimmer und weine. Mein Vater hält mich auf dem Arm. Ohne mich an seine Worte zu erinnern, weiß ich, dass er sich in der Praxis beschwerte. Meine Eltern hatten mein Schreien gehört. »Da gab es Diskussionen, wie die mit dir umgegangen sind«, berichtet mir mein Bruder nach Jahrzehnten. »Ich höre dich immer noch schreien«, erzählt meine Mutter mir im Herbst 2020.

# Die Sehnsucht nach der Gefahr

### Neumünster, etwa 1981

Wo gehöre ich hin? Und wo nicht? Nicht mehr in dieses Jugendzimmer mit den bunten Tapeten, nicht mehr nach Hause zu meinen Eltern, nicht mehr in die Schule, nicht mehr in den Stadtteil, aber mit meinen 17 Jahren noch nicht hinaus in die Welt. Wo ist der Halt, wo sind die Menschen, die mich verstehen? Bloß weg, nur irgendwohin.

Rauf aufs Fahrrad und durch die Dunkelheit rasen. Durch die leeren Straßen an den Einfamilienhäusern vorbei, die alle gleich aussehen, weiter zu den Hochhäusern in den Park und dann zur Kirche, in der Licht brennt, das ich von weitem sehen kann. Treibt mich Panik? Angst wovor? So schnell wie möglich rase ich zur Kirche, die ich oft besuche. Obwohl es Abend ist, stehen im Vorraum vertraute Menschen. »Wolfgang, was ist mit dir?« Ich keuche. Was ist mit mir?

Nirgendwo ein Halt. Als wäre ich getrennt von der Welt. Wieder aufs Fahrrad, wieder in den Park, mit dem Fahrrad über die Treppenstufen in Richtung Hochhäuser. Mehr weiß ich nicht mehr von diesem Abend. »Ein dissoziativer Zustand«, wird eine Therapeutin später über diesen Abend sagen.

In der Kirche habe ich mich vorher stets sicher gefühlt. Der rote Backsteinbau aus den 1970er-Jahren mit dem eiskalten Stahltisch, der den Altar darstellen soll, entwickelt sich zu einem kleinen Zuhause. Peter, Silvia und Hans betreuen die Jugendgruppe, die ich regelmäßig besuche, in der wir beten, singen und verreisen. »Im Hier und Jetzt sein«, werde ich später über diesen Ort sagen. Die Bedeutung dieser Worte habe ich damals noch nicht verstanden.

Bei jedem Ausflug, bei jeder Andacht bin ich dabei und versuchte, Kontakt mit der Welt um mich herum aufzunehmen. Dabei habe ich auch Gott gesucht und bin immer wieder aus der Welt gefallen, weil ich ihn nicht gefunden habe.

Zwei Wochen später. »Wolfgang, wo bist Du? Wolfgang, du musst zurückkommen. Da unten ist kein Leben.« Die Meditation im Kirchraum ist beendet, doch ich liege immer noch auf dem Boden und finde nicht mehr zurück in die Gegenwart. Irgendwann, während der Diakon noch sprach, habe ich das Hier und Jetzt verlassen. Ich fühlte ein Fallen, einen Abschied aus der Gegenwart, eine zunehmende Leichtigkeit des Körpers und die wachsende Dunkelheit um mich herum. Ich sinke tief. Gern wäre ich dort geblieben an dem Ort ohne die Angst, die ich nicht beschreiben kann. Nur aus der Ferne höre ich Silvias Stimme: »Wolfgang, wo bist Du? Wolfgang, du musst zurückkommen. Da unten ist kein Leben.« Nur langsam kehre ich in die Kirche zurück. Wie aus einem Tiefschlaf. Ich sehe ihr besorgtes Gesicht. Mehr weiß ich nicht mehr. Ich war allein dort unten. Woher Silvia wusste, dass ich »unten« lag und nach »oben« und damit ins Leben zurückkehren musste, weiß ich nicht.

## Ein Mensch kämpft mit dem Tod – Trappenkamp, etwa 1987

Alle nennen den Kollegen Jo. Er ist es, der die Lokalredaktion der Zeitung in Neumünster mit Fotos von Verkehrsunfällen, Bränden und anderen Unglücken beliefert. Seinen Job finde ich klasse. Nachts aus dem Bett und Bilder von zerstörten Autos an Bäumen schießen, einen guten Kontakt zu Polizisten halten, die anrufen, wenn ein Mensch erschossen oder erstochen wurde – Jos Arbeit fasziniert mich.

»Fester Freier« heißt ein wenig missverständlich meine Position bei der Zeitung. Für einen Tagessatz arbeite ich als freier Journalist, biete Geschichten an und übernehme Vertretungen für Kollegen, die im Urlaub sind. »Sie können das doch«, hatte der Leiter der Lokalredaktion gesagt. »Sie können bei uns arbeiten.« Für einen Studenten wie mich war das Angebot verlockend.

Als ich den Stau auf der Bundesstraße sehe, ahne ich, dass weiter vorn ein Unglück geschehen ist. Die Polizei hat die Fahrbahnen in beide Richtungen gesperrt. Aus der Ferne kann ich die Landung eines Rettungshubschraubers erkennen. Ist Jo schon da? Ich weiß es nicht. Ich nehme die Kamera aus der Tasche und gehe an den Autos vorbei. Ob ich meine Neugier als journalistisch definieren darf, warum mich ein Unglück anzog, dessen Details ich noch gar nicht kannte, weiß ich nicht mehr. Ich wusste: Mindestens ein Mensch kämpfte mit dem Tod. Nur für diese Fälle wird der Rettungshubschrauber alarmiert.

Vor mir stehen zwei völlig zerstörte Autos, die bei einem Überholvorgang frontal zusammengestoßen sind und sich durch den Aufprall wieder voneinander getrennt haben. Feuerwehrleute versuchen, schwerverletzte Insassen aus den Wracks zu befreien. In einem Fahrzeug liegt eingeklemmt eine Leiche.

»Sind Sie von der Zeitung? Dann erzähle ich Ihnen jetzt mal was.« Der Notarzt des Rettungshubschraubers der Bundeswehr blickt wütend, er spricht. »Es ist zum Knochenkotzen in Neumünster.« Den Satz sagt er nicht, er ruft ihn mir zu. Neumünster verfüge über keinen Notarzt für Menschen in Lebensgefahr. Wie oft habe er schon mit seinen Kollegen aus dem Hubschrauber aushelfen müssen! Dabei sei bekannt, dass die Versorgung von Schwerverletzten durch einen Notarzt die Chancen deutlich erhöhten zu überleben.

Ich gehe am Stau vorbei zurück zu meinem Auto. »Wissen Sie eigentlich, was ich für einen Scheißjob habe?«, rufe ich dem Autofahrer zu, der am Straßenrand kurz vor meinem geparkten Auto steht. Er sagt kein Wort. Er verstand damals ebenso wenig wie ich heute, warum ich diese Frage stellte.

Zwei Stunden später liefere ich der Zeitung das große Foto vom Unfall für die Seite 1 und einen Tag später einen ausführlichen Bericht über Probleme Neumünsters und des Umlands bei der Unfallrettung. Monate danach richtet die Stadt einen Notarztdienst ein, der über den Feuerwehrnotruf 112 zu erreichen ist. Die Katastrophe auf der Bundesstraße und meine Arbeit haben zu diesem Erfolg geführt. Ich verstand: Berichte wie diese hatten einen Sinn. Ich machte weiter. Der Job nannte sich Polizeireporter. Ich war im Geschäft und den Toten und Verletzten immer wieder sehr nahe. Heute glaube ich, dass ich Leid verstehen und der Welt erklären wollte, damit es jeder verstehen würde. Leid sollte nicht unsagbar bleiben, und es sollte eine Konsequenz folgen. Ich hatte eine Methode gefunden zu erklären, wie Schmerz und Angst sich anfühlen. Indirekt schrieb ich dabei über mich selbst. Der Beruf bot mir die Chance dafür.

## Die Unfälle mit Kindern kann der Polizist nicht vergessen – Nortorf, 1988

Die Männer von »Lotse 28/11« fahren nachts mit mir durchs winterliche Schleswig-Holstein. Ich bin als Reporter für den Hörfunk des NDR-Landesfunkhauses Kiel unterwegs. »Mit einem Dorfsheriff auf Nachtstreife« soll der Titel der Reportage heißen. In ihrem Streifenwagen, einem betagten grün-weißen VW-Bully, begleite ich den Dorfsheriff vom Polizeirevier Nortorf, der gemeinsam mit einem Kollegen das Team mit dem Funkrufnamen »Lotse 28/11« bildet. Für die Polizisten verläuft die Nacht wie viele andere auch, für mich als jungen Reporter sind die Szenen, die ich erlebe, eindrücklich.

Bei Minustemperaturen holen die Beamten einen Volltrunkenen aus einem Graben, in dem er eingeschlafen war, und bringen ihn nach Hause. Dann entdeckt »Lotse 28/11« an einer Gartenmauer ein zerbeultes Auto, das auf der glatten Straße ins Schleudern gekommen war. Der junge Fahrer ist geschockt, aber unverletzt. Alltag für Polizisten, lebendige Geschichten für meine Reportage.

Mitten in der Nacht kehren wir in die Wache nach Nortorf zurück. Wir brauchen Kaffee, die Polizisten müssen die Vorfälle zu Papier bringen. Außerdem nutze ich die entspannte Ruhe für ein Interview mit dem Dorfsheriff. Warum ich ohne Anlass schon bei der dritten Frage wissen will, ob es auch Situationen im Dienst gibt, die ein Polizist nicht vergessen kann, verstehe ich erst heute. Ja, sagt der Beamte. Das sind schwere Unfälle mit Verletzten, die ihn umso mehr beschäftigen, wenn Kinder unter den Opfern sind. »Das lässt einen manchmal nicht mehr los«, sagt der Dorfsheriff. Und auf eine sonderbare Weise kann ich nachfühlen, was er meint.

## Mein Vater sagt: »Ich kann nicht mehr« – Hamburg/Neumünster, 1991

Das Fest war wunderbar. Wir haben gefeiert und getanzt, getrunken und uns geküsst. Christiane, meine damalige Lebensgefährtin, und ich haben den Abend mit Verwandten in Neumünster genossen und kehrten erst spät in der Nacht zu meinen Eltern zurück. Dort durften wir übernachten, bevor wir am nächsten Tag nach Hamburg zurückfuhren.

Mein Vater war krank, sehr krank. Ich habe ihn nie anders kennengelernt: krank, diszipliniert, eigensinnig und immer bemüht, dass es seine Kinder »einmal besser haben sollen« als er, der im

Krieg auswuchs, geschlagen wurde und sich gemeinsam mit meiner Mutter fest entschlossen hatte, die beiden Söhne ohne Gewalt zu erziehen.

»Ich kann nicht mehr.« Mein Vater sitzt in seinem gestreiften Pyjama auf dem Bett im Schlafzimmer und schaut mich an. Wir sind gegen 02.30 Uhr in mein Elternhaus zurückgekehrt und haben überrascht gesehen, dass noch Licht brennt. »Ich kann nicht mehr«, sagt er noch einmal und schüttelt den Kopf. Diese Worte habe ich von ihm noch nie gehört. Von meinem Vater, der immer alles im Griff haben wollte, sich als Familienoberhaupt verstand und ein klares Weltbild mit klaren Regeln repräsentierte, das nicht immer Raum für Diskussionen ließ. Dieser Mann ist mit seinen Kräften – körperlich und psychisch – am Ende. In seinem Satz liegt ein Appell und bedeutet für mich eine Zeitenwende: Er braucht jetzt meine Hilfe. Mein Vater hat keine Kraft mehr, sich im Kampf gegen den Krebs zu behaupten.

Seit Monaten waren mein Vater und meine Mutter von Arzt zu Arzt, von Krankenhaus zu Krankenhaus gegangen, immer auf der Suche nach Hilfe im Kampf gegen seine Schmerzen. Doch die Wege, die ihm immer schwerer fielen, führten nicht zu dem ersehnten Ziel von Linderung oder gar Heilung.

Heute glaube ich, dass er sich wünschte, dass ich für die Hilfe sorgte, die er so dringend brauchte. Ich nahm – wie später noch so oft – die Rolle an zu helfen. »So geht das nicht weiter«, sage ich leise, aber in einem entschiedenen Ton, gehe zum Telefon und wähle den Notruf 112. Der Disponent in der Einsatzzentrale versteht die Situation sofort, zehn Minuten später steht der Rettungswagen vor der Haustür meiner Eltern. Dass mein Vater nie mehr in seinen Garten und sein geliebtes Zuhause zurückkehren würde, das er selbst mit aufgebaut hat, können wir uns in diesen Minuten nicht vorstellen.

Wenige Tage später ruft frühmorgens meine Mutter an. Sie weint. Mein Vater habe nur noch wenige Stunden zu leben, sagen die Ärzte auf der Intensivstation. Christiane und ich fahren nach Neumünster ins Krankenhaus. Ob mein Vater uns noch erkennt, weiß ich nicht. Meine Mutter sitzt an seinem Bett. Er spricht, aber wir verstehen ihn kaum. Mein Vater versucht, Wörter in Plattdeutsch zu artikulieren, der Sprache, mit der er aufgewachsen ist.

Stunden vergehen, es wird stiller im Raum. Mein Bruder Michael ist kurz nach Hause gefahren, als die Krankenschwester sagt: »Es geht langsam zu Ende.« Ich rufe Michael an. Die Kurven auf den Bildschirmen verflachen, der Atem meines Vaters wird immer langsamer und flacher, manchmal kaum noch wahrnehmbar. Dann liegt mein Vater still da, die Kurven sind zu Strichen geworden. Ich stehe in Höhe seines Kopfes. Ich habe ihn gerade sterben sehen. Seine Augen haben sich nach oben gerichtet. Ein Anblick, der mir unwürdig erscheint. Mit der flachen Hand schließe ich vorsichtig die Augen. In diesem Moment öffnet mein Bruder die Tür und geht ins Zimmer. Er versteht, was geschehen ist. Plötzlich gehen die Augen meines Vaters wieder auf.

Die Frage, ob ich ihm den letzten Blick ins Licht raubte, habe ich mir Jahrzehnte lang immer wieder gestellt.

### Der Raum ist voller Blut – Hamburg, etwa 1992

»Es stirbt sich nicht leicht«, sagt mein bester Freund. Ich besuche ihn in einem psychiatrischen Krankenhaus, Ärzte und Schwestern haben seine Unterarme dick verbunden. Seit Jahrzehnten quälen ihn Depressionen und manische Episoden. Dann greift mein Freund in der Wohnung, in der er mit seiner Frau und seinem Kind lebt, zu einem Messer. In seinem Zimmer schneidet er sich die Pulsadern auf. Der Raum ist voller Blut, doch mein Freund verliert nicht genug, um zu sterben. Ein Notarztteam fährt ihn ins Krankenhaus. Mich, seinen besten Freund, hatte er in seiner Not nicht angerufen. Dass ein Mensch an den tiefsten Punkten seines Lebens nicht an Hilfe aus seinem Umfeld glaubt, erlebe ich erst später.

Die Sehnsucht nach der Gefahr

## Die Seele kommt kaum zu Wort – Die Jahre dazwischen

Oft haben mich Freunde gefragt, warum sich die Traumata erst seit wenigen Jahren zeigen und mich quälen. Eine genaue Antwort habe ich nicht. Nachdem ich bis hierhin über die ersten drei Jahrzehnte meines Lebens geschrieben habe, wird mir deutlich, dass in der Rückschau traumatische kindliche Erlebnisse eindeutig mein Leben danach geprägt haben. Ohne es zu ahnen, bekamen Krisen und die ersten Katastrophen, die ich im Beruf erlebte, ein anderes Gewicht, weil sie auf eine durch Traumata geprägte Persönlichkeit trafen. Der Tod meines Vaters wäre auch ohne diese Vorgeschichte ein tieftrauriges Ereignis gewesen, doch in meinem Kontext hat er die ständig gefühlte Nähe zum Tod noch einmal verstärkt. Ohne die Prägung wäre ich vermutlich nie Jahrzehnte Polizeireporter geblieben.

Als die Jahre dazwischen bezeichne ich die Zeit beginnend mit dem Jahr 2000, als unser erstes Kind zur Welt kam. Zwei Jahre später folgte das zweite. In diesen Jahren habe ich meinen Beruf als besonders anstrengend erlebt. Wie so viele Familienväter wollte ich ein guter Papa sein und gleichzeitig das Geld für ein glückliches Familienleben mit Haus, Urlaub und vielen Annehmlichkeiten verdienen. Heute klingt es lapidar, aber ich war meistens so sehr beschäftigt, dass meine Seele kaum zu Wort kam. Und wenn, waren die Signale kaum zu deuten und gerieten in den Hintergrund, weil eine Gute-Nacht-Geschichte auf dem Programm stand, ein Kind zum Arzt musste oder ich ad hoc für einen Einsatz der Redaktion das Haus verlassen musste.

Vergessen habe ich die Erlebnisse im Schwimmbad und auf dem Flugplatz nie. Ich konnte darüber in der Zwischenzeit nüchtern sprechen. Jetzt, Jahrzehnte später, führten allein die Erinnerungen daran zu größter Aufruhr in mir. Der Satz »Ich habe damals funktioniert« klingt nach einem Klischee, ist aber dennoch wahr.

Doch in der Unterdrückung der alten Schmerzen lag auch eine Chance, die ich unbewusst genutzt habe, um Glück zu erleben: Ich bin ein Familienmensch geworden. Bevor ich Vater wurde, fehlte mir die Phantasie, wie viel Freude ein Fußballspiel mit den Kindern am Strand bereiten kann, wie stark mich der Jubel über Geschenke zu Weihnachten rühren wird und dass ein Kind zu trösten zu den schönsten Aufgaben der Welt gehört.

Wir sind baden und schwimmen gegangen. Das nervöse, damals nicht erklärbare Gefühl im Bauch, das ich heute als Angst deuten würde, habe ich ignoriert. Mir gelang es, meiner Seele nicht zuzuhören. Eine Fähigkeit, über die ich angesichts der vergangenen Jahre staune. Wir haben Spaß gehabt mit Bällen und beim Planschen. Danach gab es Pommes mit Cola. Und abends saßen meine Frau und ich beim Rotwein zusammen und genossen den Sommer.

Genuss und Spaß waren möglich, trotz der Arbeit, trotz mancher ernsten Krankheiten der Kinder, trotz meiner Disposition.

## Suchen in der Geschichte

Schon als Kind hat mich in der Schule das Fach Geschichte fasziniert. Auf dem Gymnasium wählte ich den Leistungskurs, danach studierte ich das Fach. Ich wollte wissen, wie Herrschaftssysteme und Kriege auf Menschen wirkten, wie das Individuum das Geschehen erlebte, das wir heute wissenschaftlich nüchtern mit zeitlicher Distanz analysieren. Um es in Anlehnung an Bertold Brecht zu sagen: Nicht Könige haben geschuftet, um das siebentorige Theben zu bauen.

Wie Menschen eine Diktatur erleben, sich wehren oder auch an ihr verzweifeln, erlebe ich zum ersten Mal selbst bei einer Reise im Jahr 1989 nach Polen und in die Sowjetunion. Noch regieren dort die sozialistischen Staatsparteien, doch der Widerstand und der Aufbruch sind fast physisch zu spüren. Ich glaube vielen Menschen anzusehen, dass mit der Hoffnung auf ein freies Leben auch der Mut wächst, Zeichen gegen die Diktatur zu setzen. Der Einzelne spürt, dass sein Schicksal ein Teil historischer Ereignisse werden kann.

## Die Sehnsucht nach der Gefahr

Eine der ersten Stationen in Polen ist das Grab des Priesters Jerzy Popiełuszko. Hunderttausende Blüten liegen um die Stätte in Warschau, wo der Geistliche begraben ist. Immer mehr Menschen kommen, um neue Blumen zum Gedenken des Mannes niederzulegen, der 1984 von der Geheimpolizei getötet wurde. Auch die Päpste Johannes Paul II. und Benedikt XVI. sowie US-Präsident George H. W. Bush und die britische Premierministerin Margaret Thatcher ehrten den oppositionellen Priester nach seiner Ermordung mit einem Besuch an der prachtvoll geschmückten Grabstätte.

Ich erlebe bei meiner Reise den Aufbruch und den Willen vieler Menschen, sich vom Trauma der Unterdrückung und Tristesse zu befreien, es in die Vergangenheit zu verorten und Gegenwart und Zukunft anders zu gestalten. Diese Gedanken bewegen mich heute, wenn ich an das Grab des Priesters denke. Damals habe ich den Willen, sich zu befreien und einen Teil der Vergangenheit hinter sich zu lassen, gefühlt.

Die Reise mit dem Bus führt uns weiter nach Litauen, einem Land, dem ich durch meinen Freund Algis bis heute sehr verbunden bin. Auch die Litauer spüren, dass sie die Chance erhalten könnten, frei und demokratisch und ohne die Diktatur in Moskau zu leben. Ich fühle mich solidarisch mit denen, die Fahnen der Freiheitsbewegung schwenken und sich von einer Herrschaft voller Schmerz und Grausamkeit verabschieden wollten, die unter Stalin begonnen hatte. Das Alte zurücklassen, das Neue erkämpfen – was für ein Gleichnis für mein späteres Leben. Damals verstand ich kaum, warum ich mich mit den Balten und Polen so eng verbunden fühlte. Seitdem ließ mich der »Osten« nicht mehr los.

1991 erreichte mich eine Nachricht von Freunden aus Litauen, das sich von der sowjetischen Übermacht befreite und dabei in eine katastrophale Wirtschaftskrise stürzte. In der kleinen Republik, geografisch die Mitte Europas, hungerten Menschen. Besonders die Kinder litten. Im kalten baltischen Winter fehlte vielfach das Öl, um Häuser zu beheizen. »Wolfgang, du bist Journalist. Du kennst viele Menschen. Kannst du den Kindern bei uns helfen?«, stand in dem Brief aus Litauen.

## Die Sehnsucht nach der Gefahr

In der Stadt Klaipeda, in der mein lieber Freund Algis bis heute lebt, hatte sich eine Gruppe von Lehrerinnen zusammengeschlossen, um Spenden für Kinder zu sammeln: Kleidung, Lebensmittel, Medikamente. Damals lebte ich in einem Dorf bei Pinneberg und beschloss zu tun, was in einem Dorf meistens funktioniert: Ich sprach die Menschen an, die bei einer Hilfsaktion helfen können, den Bürgermeister, den Apotheker und den Pastor.

Man mag mich des Pathos beschuldigen, wenn ich sage, dass ich Leid und Not bekämpfen wollte. Tatsächlich trieb mich dieser Wunsch an. Heute weiß ich, dass ein anderer Impuls ebenfalls für die Energie sorgte, die ich für einen solchen Plan brauchte: Ich wollte erfahren und erleben, dass es möglich ist, Leid zu bekämpfen und für eine besseres Leben einzutreten. Wieder klingen die Worte so groß. Beim ersten Transport war ein VW-Bus voll. Es folgten weitere mit kompletten Lastzügen. Die Zeitungen in Klaipeda und in Deutschland berichteten. Meine Idee hatte funktioniert.

Die Erfahrungen und Folgen dieser Aktion bestimmen mein Leben bis heute und haben dazu geführt, dass ich neben meiner Arbeit als Redakteur beim »Hamburger Abendblatt« als Autor tätig geworden bin und mich mit zeitgeschichtlichen Themen im »Osten«, mit Überwachung, Gewalt und Militarisierung beschäftige. Ich hoffe, mit dem Blick in die Vergangenheit ihre Mechanismen erklären zu können und die Not zu beschreiben, die Menschen in einer Diktatur erlitten haben. Ich will bis heute Strukturen erklären und Menschen zu Wort kommen lassen.

Die erste Reise nach Klaipeda mit dem VW-Bus hatte über Rügen und den Fährhafen Mukran geführt, einen Ort, über den ich nichts wusste. Umso beeindruckter war ich von dieser Anlage, die – wie ich später recherchierte – zu den größten Verkehrsprojekten in der DDR gehörte. Fünf 190 Meter lange Eisenbahnfähren waren ständig zwischen Rügen und Litauen, also einem Teil der früheren UdSSR, unterwegs. Die Güterwagen waren voll beladen mit Material der sowjetischen Armee, die aus Deutschland abzog. Diese historischen Vorgänge werde ich nie vergessen. Ich wurde zum Augenzeugen und wollte verstehen, was ich dort erlebte. Meine Neugier verwandelte sich in eine Leidenschaft. Ich las und recherchierte, bis ich den Entschluss fasste, über die Fährlinie mein erstes Buch zu schreiben. Danach folgten weitere Bücher und Aufsätze zur Geschichte der DDR.

Schaue ich mir die Publikationen heute an, ordne ich sie ein wie meine Arbeit für die Tageszeitung. Ich wollte von Menschen erzählen, diesmal in einem historischen Zusammenhang. Wie fühlte sich der Bausoldat der DDR, wenn er auf der Baustelle in Mukran zu schwerer Arbeit gezwungen wurde? Was mag der abgemagerte russische Soldat gedacht haben, der Deutschland verließ und vermutlich nicht wusste, wo er in seinem Heimatland ankommen würde? Was dachten die Arbeiter, Eisenbahner und die Seeleute der Linie über das Ende der DDR, der Spitzeleien, aber auch mancher Privilegien?

Ich wollte mich einfühlen, darüber berichten und den historischen Zusammenhang erklären. Und damit den Kalten Krieg mit der permanenten Bedrohung des globalen Untergangs und die Methoden der Diktatur. Es waren wieder einmal die dunklen Themen, die mich faszinierten und antrieben.

## Leben als Polizeireporter: Ich hatte keine Angst

Wie viele Unfälle und Brände ich seit dem Unglück in Trappenkamp im Jahr 1987 fotografiert habe, weiß ich nicht mehr. Ich habe Menschen schreien gehört, die schwerverletzt aus ihren verformten Autos gerettet wurden. Ich habe Menschen nach einer gescheiterten Reanimation gesehen. Ich habe Reportagen geschrieben über Rettungswagen und Rettungshubschrauber und war mit den Teams unterwegs. Ich bin versehentlich in Reste des Hirns eines jungen Mannes getreten, dessen Schädel bei einem Unfall mit dem Motorrad gegen einen Baum geplatzt war, weil er keinen Helm trug. Ich habe an einem Treppengeländer in die Blutspur einer Frau gegriffen, die erstochen worden war. Ich stand an den brennenden Barrikaden der Krawalle im Hamburger Schanzenviertel, während die aus Zwillen abgeschossen Stahlkugeln der »Autonomen« umherflogen.

Ich hatte keine Angst. Mir konnte doch nichts passieren, weil ich schon so viel erlebt hatte. »Die Gefahr kann ich einschätzen«, habe ich immer gesagt. Aber nicht die für meine Seele, habe ich später erfahren. Den Leichengeruch am Ground Zero wenige Monate nach dem Anschlag in New York werde ich nie vergessen. Auch nicht den Zuhälter, der mich mit einer Eisenstange verfolgte, weil ich sein Bordell von außen fotografierte. Und den jungen Mann, der während eines Interviews aus der Ritze zwischen zwei Sofakissen eine Schusswaffe zog und durchlud.

»Wie schaffst du das?«, haben mich viele Freunde und Kollegen gefragt. Von meiner Erklärung war ich überzeugt: »Das ist eine Wanderung auf einem Grat. Lasse ich die Ereignisse zu nahe an mich heran, gehe ich kaputt und kann nachts nicht mehr schlafen. Halte ich sie zu sehr auf Distanz, kann ich nicht berichten, wie schrecklich der Unfall oder das Verbrechen war.« Ich habe in dieser Zeit immer gut geschlafen.

Bis das Entsetzen mir näher kam, bis das Zittern an den Einsatzstellen begann. An den genauen Zeitpunkt erinnere ich mich nicht mehr. Ein langsamer Prozess begann. Ich habe das Leid zunehmend gespürt, ohne es dosiert fernhalten zu können. Das Leid der Mutter, deren Sohn vor 30 Jahren ermordet wurde, ohne dass die Polizei den Täter bislang fassen konnte. Das Leid der Kinder, dessen wahnsinniger Vater die Mutter getötet hatte. Das Leid der jungen Frau, deren Freund in einem Uiguren-Lager der chinesischen Sicherheitsbehörden inhaftiert war. Und das Leid der vielen Menschen, denen ich nach dem Krieg im Kosovo begegnet bin. Mit meinen Berichten half ich der Polizei, Mörder zu fassen, Hilfsorganisation, Spenden zu sammeln, Feuerwehren, neue Ausrüstung zu erhalten.

Immer wieder überraschten mich die Menschen mit ihrer Offenheit. Offenbar erweckte ich den Eindruck eines guten Zuhörers, eines Menschen, der den anderen versteht. Die Mutter des Ermordeten sprach ebenso offen mit mir wie der Palliativpatient, den ich für eine Reportage besuchte und von dem ich wusste, dass er bald sterben würde. Mit seiner Frau und der Krankenschwester hatte er nie über das bevorstehende Ende seines Lebens gesprochen, aber mit mir.

Das Zittern blieb und wurde stärker. Auch die Unruhe in mir wuchs mit dem Gefühl, Blaulicht, Martinshörner, hektische Funksprüche und entsetzte Gesichter nicht mehr ertragen zu können. Ich ging zu meinem Chef mit dem ungelenken Satz: »Ich kann kein Schicksal mehr.« Nicht ein Großeinsatz von Polizei und Feuerwehr war dafür der Auslöser, sondern ein Besuch in einem psychiatrischen Landeskrankenhaus.

Die PR-Dame der Klinik sprach von einem Leuchtturm-Projekt. Die Klinik hatte eine therapeutische Wohngruppe für traumatisierte Flüchtlinge gegründet, die gemeinsam wie eine Dorfgemeinschaft in einem orientalischen Land lebten und von Spezialisten behandelt wurden. Zwei Männer waren bereit, mit mir über ihr Schicksal zu sprechen. Ein Iraker berichtete, dass scheinbar ohne Auslöser die Erinnerungen an den grausamen iranisch-irakischen Krieg in den Jahren 1980 bis 1988 wieder vor seinen Augen erschienen. Der zweite Patient war Kurde, hatte in der Türkei gelebt und war von Sicherheitskräften beinahe zu Tode gefoltert worden. Verwandte retteten den Mann aus dem Land. Er war in den ersten Monaten seit der Flucht unfähig zu reden, sich anzukleiden oder zu waschen.

Ich verstand, was Folter bedeutet. Aber ich verstand nicht, warum ich sie beinahe physisch nachfühlte und immer wieder die Methoden des Menschenquälens vor Augen hatte, von denen ich gehört hatte. Die Angst blieb nicht auf Distanz, sie kroch in mich hinein und aktivierte Gefühle, die mir bekannt erschienen und mich gleichzeitig scheinbar sinnlos in Panik versetzten. Ich hatte doch keine Folter und keinen Krieg erlebt, und doch spürte ich, was sie bedeuteten. Die Macht der Angst nahm zu.

Damit enden auch die Jahre »dazwischen«. Ich bin immer noch ein Familienmensch, ein begeisterter Journalist und ein neugieriger Autor, doch in mir ändert sich ein ganzes Koordinatensystem. Die Welt außen überlastet mich, ich reagiere ungeduldig, zuweilen auch aggressiv, fühle mich niedergeschlagen und spüre, dass ich Hilfe benötige. Nicht nur, um die Herausforderungen zu bewältigen. Mir ist das Glück abhandengekommen und oft auch das Lachen. Das Leben verläuft oft im Schatten.

Auch in den Jahrzehnten zuvor haben mich diese Phasen begleitet. Hilfe fand ich bei ambulanten Psychotherapeuten. In der Rückschau waren sie meine wichtigsten Ansprechpartner zum – man möge mir diesen Ausdruck verzeihen – Auskotzen. Wir sprachen über Jobwechsel, Kindheit und mehr Entspannung, auch das Schwimmbad war ein Thema, ohne dass ich seine Bedeutung spürte und die Therapeuten den Zwischenfall im Detail besprechen wollten.

# Knapp der Katastrophe entkommen

**Kiel/Hamburg, 2010**

Mein Freund Algis aus Litauen und ich besuchen an einem strahlenden Tag im Herbst unsere »Kirche«. So nennen wir die riesigen Dünen auf der Kurischen Nehrung an der Grenze zu Russland. Auf der einen Seite rauscht die Ostsee, auf der anderen glänzt das Wasser des Haffs bis zum Horizont. In den Senken scheint der Wind zu schlafen, auf den Kämmen zu wüten. Zentimeter über dem Boden fliegt ein Strom von Sand. Ein Ort der Natur, der Stille und des Friedens. Unsere »Kirche«.

Dorthin reise ich stets über die Ostsee. Ich liebe die Fahrten mit den Fähren, die früher in Mukran ablegten und bis heute in Kiel. Kennengelernt habe ich den Seeweg bei den vielen Hilfstransporten zu Beginn der 1990er-Jahre, über die ich geschrieben habe. Bei vielen dieser Fahrten habe ich das Meer in all seinen Variationen erlebt: als nahezu unbewegte Weite in einem warmen Sommer, aber auch immer wieder als tobend und sich aufbäumend, wenn im Herbst und Frühjahr die Stürme kommen. Meistens schiebt dann ein starker Wind aus dem Westen das Wasser an Polen vorbei nach Osten, bis es mit Wucht an der Küste der russischen Region Kaliningrad und Litauens auf Land trifft und wütet. Mich haben diese Reisen nie geängstigt, sie haben mich fasziniert, auch wenn in manchen Nächten wegen des Seegangs auf dem Schiff nicht an Schlaf zu denken war und Teller, Tassen und Gläser auf den Tischen der Restaurants umher rutschten. In einem dieser Stürme sank im Januar 1993 die polnische Fähre »Jan Heweliusz« 20 Kilometer vor Rügen. 55 Menschen starben. Kurz darauf fuhr ich bei ebenfalls sehr schlechtem Wetter ab Mukran mit einer Fähre in Richtung Litauen. Hatte ich Angst? Hatte mich die Katastrophe, die fast auf unserer Route geschehen war, beeindruckt und mich für die Gefahren schwerer Stürme auf See sensibilisiert? Diese Fragen habe ich mir damals nicht gestellt. Heute beantworte ich sie mit einem klaren Nein.

Ein Jahr später sank bei schwerem Sturm die »Estonia« in der Ostsee zwischen Tallinn und Stockholm. Die Nachricht von der Katastrophe mit 852 Toten ging um die Welt. Ich reiste weiter mit Schiffen nach Litauen in dem sonderbaren Bewusstsein, dass mir so ein Unglück nicht passieren würde.

Mit knapp 200 Fotos von dieser Landschaft in der Kamera und dem Gedanken, dort dem lieben Gott ein wenig näher als anderswo gewesen zu sein, gehe ich nach dem sonnigen Tag in unserer »Kirche« am Abend des 7. Oktober 2010 auf die Fähre »Lisco Gloria«, die mich von Litauen nach Kiel und damit nach Hause zurückbringt. Am folgenden Abend treffe ich in Kiel ein. Der schwere Trolley zwingt mich, als letzter Passagier die Treppen zum Autodeck hinabzusteigen, als letzter die dunkeln Decks der Fähre zu verlassen und in den taghell beleuchteten Hafen zu fahren. Auf der Fahrspur gegenüber stehen die Autos und Lastwagen für die

Rückfahrt nach Litauen. Die Passagiere warten darauf, an Bord zu dürfen. Gegen 20.30 Uhr komme ich zu Hause an, den Kindern habe ich Bernstein vom Strand mitgebracht.

Am nächsten Morgen: Um 8 Uhr berichten die Nachrichten im Radio von einem Feuer auf einer Ostseefähre und der dramatischen Rettung von 235 Passagieren und Besatzungsmitgliedern. Mir wird kalt, die Haare auf den Armen stehen ab, ein Schauer schüttelt mich. Ich war der letzte Passagier, der die »Lisco Gloria« auf dem normalen Weg verlassen hatte. »Manchmal ist man zur falschen Zeit am falschen Ort«, sagt meine Frau, schaut mich nachdenklich und erleichtert an. »Und diesmal warst du verdammt nah dran.«

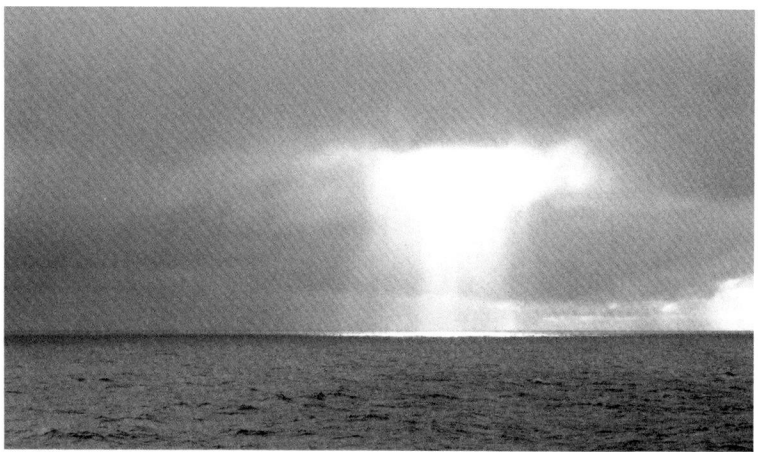

Die Ostsee vor der polnischen Küste fotografiert von der »Lisco Gloria« (Foto: Wolfgang Klietz)

Wie so oft, würde ich heute hinzufügen. Doch diesmal schockiert mich die Katastrophe auf See. Mir wird übel, ich bekomme Gänsehaut und spüre tagelang eine unbestimmbare Unruhe. Die Gefahr war sehr nah, so nah, dass ich die Bedrohung für meine Gesundheit und Leben spürte. Ein fast fremd gewordenes Gefühl. Ich kann mir vorstellen, wie der Brand auf dem Oberdeck ausgebrochen und sich ausgeweitet hatte. Wie oft hatte ich während der Überfahrt oberhalb dieses Decks gestanden, um über die geladenen Lastwagen aufs Schiff und das Meer zu blicken.

# Der »Deckel« springt auf

**Norderstedt, 2015**

In meiner Verzweiflung fand ich nur drastische Worte: »Frau Berger*, als ich bei Ihnen war, ist ein Deckel aufgeflogen. Ich kann mich mit dem Arsch daraufsetzen, aber er geht nicht mehr zu.«

Wie so oft hatten meine Psychotherapeuten und ich in ihrer Praxis in Norderstedt zusammengesessen, über die Arbeit und die Kinder gesprochen, unschlüssig, ob ich an Depressionen, Burn-Out oder was auch immer leide. Wie bei anderen Therapeuten in den Jahrzehnten zuvor empfand ich diese Gespräche als entlastend, wichtig und nützlich, aber nicht mehr.

Das Leben fiel mir schwer, und vordergründig konnte jeder die Probleme sehen: Die Kinder litten unter Krankheiten, das Geld war knapp und der Job ebenso ermüdend wie anstrengend. Depressionen, Burn-Out – diese Diagnosen lagen tatsächlich nahe, standen immer wieder auf Befundberichten und auch ich selbst glaubte, dass damit die Krankheit meiner Seele definiert war. Doch die Therapien fühlten sich immer wieder an, als wären sie für meinen Verstand ersonnen, ohne dass sie die Psyche stärkten, ja nicht einmal berührten. Ohne es erklären zu können, sprach ich immer wieder über mich und mein Leben und hatte dennoch das Gefühl, Symptome zu besprechen, die Peripherie meiner Seele zu bearbeiten, aber nicht mehr.

Das Wort Trauma hatte ich bei einer Sitzung nur einmal gehört – als Spekulation. In den 1990er-Jahren war ich dutzende Male bei Frau Scholz*, einer Psychotherapeutin aus dem Stadtteil, zu Gast. Auch sie kannte die endlosen, sich wiederholenden Gespräche über die Familie und den Job, das Leben und das Geld. Vermutlich war es nur eine Ahnung, dass ich diese Probleme nicht verstehen und bewältigen kann, wenn meine Disposition ungeklärt bleibt. Wenn klar wird, warum mich die Sorgen trauern lassen und nicht als Allerweltsprobleme mir einfach nur schlicht auf die Nerven gehen. Frau Scholz sagte mehr nebenbei, dass eine Abklärung meines Krankheitsbilds bei einem Traumaspezialisten sinnvoll sein könnte. Mehr nicht. Frau Scholz hatte das Umkreisen meiner Seele, ohne in sie einzutauchen, erkannt, ohne jedoch den Weg hinein mit mir zu gehen.

Der Tag, als der »Deckel« aufging, war einer der entscheidenden in meinem Leben. Die Gespräche bei Frau Berger kreisten um die bekannten Themen, die Traurigkeit und das Leben, das nur noch selten lebendig war. Also noch einmal zurück in die Kindheit und zu den Erlebnissen, die mich bewegt hatten, an die Freude beim Spielen und an die Erschütterungen: den Fallschirmspringer und das Schwimmbad. Oft hatte ich davon gesprochen, ohne den Schock zu spüren, der damals das Kind zutiefst getroffen hatte.

Doch diesmal konnte ich nicht davon berichten, ohne dass plötzlich mein Atem schneller wurde. Ich begann zu schwitzen, die Augen begannen, nervös im Raum zu wandern. Als die Tränen kamen, konnte ich den Worten der Therapeutin kaum noch folgen. Ich sah das blaue Wasser und oben das weiße Licht, die kleinen Luftblasen und meine Arme, die sich nach oben reckten. Warum ich in diesem Moment in die Vergangenheit und damit gleichsam in die Tiefe stürzte, weiß ich nicht. Nur mit lauter Stimme gelang es der Therapeutin, mich zurück ins Hier und Jetzt zu holen, den Atem zu entschleunigen und meinen Blick auf sie zu richten. Mein Körper war ruhig, als ich die Praxis verließ, doch ein Gefühl erfasste mich, das in den kommenden Jahren stets präsent sein sollte: Panik. Die Todesangst von damals war zurück.

Tagelang tobte der Schrecken in mir, zuweilen völlig losgelöst von den Erinnerungen an Schwimmbad und Fallschirmspringer. Einfach als Gefühl, das mich packte und beherrschte. Am Montag war die Sitzung bei Frau Berger, am Donnerstag rief ich sie an und berichtete von dem Deckel, der sich nicht mehr schließen ließ. »Sie laufen seit Jahren mit den Gefühlen herum und haben Techniken entwickelt, damit zu überleben«, sagte sie. Doch sie irrte sich. Jetzt war die Angst wieder da. Mit einer unglaublichen Wucht und Dominanz über mein Dasein.

In der nächsten Sitzung bei Frau Berger wagten wir, erneut auf das traumatische Erleben zurückzublicken. Der Schweiß kam sofort, der Atem nahm Tempo auf. Die Therapeutin unterbrach mich sofort und sagte einen Satz, dessen weitreichende Bedeutung für die nächsten Jahre ich erst später verstand: »Das beenden wir. Das bekommen wir ambulant nicht in den Griff.« Das – das war das Trauma, das waren die Einschläge in meine Seele, die jetzt einen Namen und eine erste Definition erhielten. Ich war traumatisiert und entschied mich, in eine Klink zu gehen.

## Mitten im Satz falle ich in die Tiefe – Die Klinik in Franken, Herbst 2016

»Der Herr Klietz muss sich erst einmal beruhigen«, sagt der Leitende Psychologe der psychosomatischen Klinik, die in einem weitläufigen Tal am Main in Franken liegt. Doch der Herr Klietz beruhigt sich nicht. Inzwischen sind Unruhe und Angst übermächtig geworden. Wie so viele Patienten kam ich mit dem erleichternden Gedanken an: Endlich hilft jemand, endlich eine Aussicht für eine Zukunft und ein Leben ohne Angst. Doch bereits nach wenigen Tagen fühle ich mich unverstanden. Immer wieder, wochenlang habe ich das Gefühl, Therapeuten und Ärzte überzeugen zu müssen, dass die Diagnosen Burn-Out und Depressionen nur scheinbar passen. Sprechen wir über Probleme wie Erschöpfung und Niedergeschlagenheit, habe ich immer wieder das Gefühl, einen unbekannten Teil in mir zu spüren, aber nicht zu sehen.

Die fünfte Woche in der Klinik ist vergangen, und wieder sprechen wir in der Einzeltherapie über die Herausforderungen in meinem Beruf und die Familie, die Kindheit und meine Frustration, die nicht erklärlich ist. Plötzlich falle ich in die Tiefe. Mitten in einem Satz, an den ich mich nicht erinnere, stürze ich ins Blaue, sehe wieder die Blasen nach oben ins Licht steigen und sinke. Ich schreie, ich weine. Nur langsam bemerke ich, dass der Therapeut mich mit lauten Worten anspricht und versucht, mich gleichsam aus der Tiefe zu holen. Nur langsam realisiere ich, dass ich nicht im Wasser nach unten sinke, sondern im Behandlungszimmer auf einem Stuhl sitze und der Therapeut neben mir steht.

Mit Mühe erkenne ich ihn und verstehe, was geschehen ist. Mein Gehirn hat mich zurückkatapultiert in die Vergangenheit. Dorthin, wo ich hilflos und dem Tod nahe war. In die Ur-Katastrophe meines Lebens. Mit Mühe kann ich das Behandlungszimmer verlassen und gehe den Weg über den Flur. Nach den ersten Schritten weiß ich, dass ich den Weg nicht schaffen kann. Benommen komme ich im Schwesternzimmer an.

Dann weiß ich nur noch, dass meine Beine schwach wurden und mich zwei Schwestern unter den Armen packten. Aufgewacht bin ich auf einer Trage, immer noch mit einem von Tränen nassen Gesicht.

Nie zuvor hat sich eine Erinnerung so gegenwärtig angefühlt. Plötzlich scheint das Beinahe-Ertrinken mit all seiner Todesangst wieder gegenwärtig und ganz nah, als wäre es gerade geschehen. Immer wieder habe ich über das Unglück gesprochen, nein, ich hatte es nie vergessen. Ein schreckliches Erlebnis, ja, aber doch lange vorbei – so dachte ich. Bis der »Deckel« sich nicht mehr schließen ließ. Bis ich in der Klinik scheinbar wieder ins Wasser fiel, die Todesangst jedoch real war.

In der Klinik wiederholen sich Panikattacken wie diese, die sich mit einem Zittern und einem Keuchen ankündigen und dann in maßlose Angst umschlagen, als wäre ich Opfer eines Angriffs. »Das Monster kommt wieder«, habe ich mehrfach gesagt, wenn das Zittern begann.

Heute weiß ich, dass die Klinik auf einen Traumapatienten nicht vorbereitet war und es deshalb vermied, sich mit meinen Symptomen zu beschäftigen. Dort, wo sich das Trauma in aller Deutlichkeit mit meiner Hilflosigkeit und Panik klar wie nie zeigte, setzten Ärzte und Therapeuten auf »Beruhigung« und Sport. Ich zitterte, hatte keine Kraft in den Beinen und rang in jedem engen Raum nach Luft. Nur langsam kam ich wieder zu Kräften und war in der Lage, mich sicher und selbstständig zu bewegen und ein Leben nach dem Krankenhaus zu planen.

Eine ehrliche Klarstellung der Therapeuten über ihren Mangel an Expertise über Traumata hätte mir mehrere Jahre an den Grenzen des Erträglichen erspart.

## Auch im Haus am Moor finde ich keine Ruhe mehr

Der Blick aus dem großen Fenster im Obergeschoss reicht kilometerweit über die Hamme-Wiesen bis nach Worpswede. Das Sommerhaus meiner Schwiegereltern am Teufelsmoor bei Bremen, das im Winter leer steht, habe ich geliebt. Hier, direkt an einem Wanderweg, finde ich Stille. Hier entstand mein erstes Buch. Hier fahre ich her, wenn ich eine Pause vom lauten Leben brauche. Stunde für Stunde wandere ich durchs Moor, egal wie das Wetter ist, und genieße die flache und stille Weite. Meistens weht von der nahen

Nordsee ein salziger Wind über die Ebene. Meine Spaziergänge begleiten Gedanken, die sich in großer Ruhe und Klarheit entwickeln können, weil kaum ein Reiz zu einer Ablenkung führt.

Die Bewegung draußen bei fast jedem Wetter hält nicht nur physisch fit, sie sorgt für Klarheit in Verstand und Seele. Den Wind, die Temperaturen, Regen oder Sonne zu fühlen, schafft eine tief empfundene Verbindung zur Umwelt, ja zum Leben. Die Phasen längerer Touren ähneln sich stets: Zunächst beschäftigt sich mein Verstand mit dem, was ich gerade erlebt habe. Das kann ein Gespräch oder die Lektüre eines Buches sein.

In der zweiten Phase kommen die Ideen ähnlich wie bei Kindern, die sich manchmal langweilen müssen, um kreative Gedanken zu entwickeln, woran sie als nächstes Spaß hätten. Die besten Ideen für meine Bücher sind draußen beim Gehen entstanden. Phase drei besteht nur aus dem Gehen. Der Verstand hat sich beruhigt, jetzt gehe ich nur noch, schwitze oder friere, bin erschöpft oder noch fit.

Doch seitdem der »Deckel« sich gelöst hat, finde ich am Moor keine Ruhe mehr.

## Eine Idylle, die mich in Panik versetzt – Tegernsee, Frühling 2017

Mehr Idylle lässt sich kaum ausdenken. Tiefblau und oval erstreckt sich der Tegernsee bis an den Rand hoher Gipfel der Alpen. Manchmal lässt sich im beginnenden Frühling die Sonne blicken, scheint warm ans Ufer und auf den Balkon des Hotelzimmers. Ferien in Bayern – das war ein Novum für meine Frau und mich und die beiden Kinder, die mittlerweile in die Pubertät geraten sind und trotzdem mit ihren Eltern verreisen und Zeit verbringen wollen. Wir gehen spazieren, erforschen in den Restaurants bayerische Spezialitäten und spielen abends bei Bier und Fanta miteinander auf den Handys Quizduell. Ruth und Luisa fahren oft nach München in die Kunstausstellungen, Johny und ich verbringen ganze Tage lesend im Hotelzimmer und treffen uns regelmäßig zu Kaffee, Cola und Torte im Restaurant.

Einmal am Tag gehe ich mit den Nordic-Walking-Sticks ans Ufer. Inzwischen kenne ich den Weg, der immer am Wasser durchs Grüne an dem kleinen Ort vorbeiführt. Noch hat die Saison nicht begonnen. Mit unserer Anwesenheit senkten wir den Altersdurchschnitt der wenigen Touristen im Dorf deutlich.

Bei leichtem Regen breche ich am vorletzten Tag erneut mit den Sticks in Richtung Uferweg auf. Die Unruhe spüre ich im Bauch, irgendwo zwischen Magen und Zwerchfell, und kann sie nicht deuten. Doch ich will gehen, die kühle Luft spüren und mich über die Erschöpfung freuen, die sich einstellen würde. Je länger ich am See entlang gehe und mich, wie an den Tagen zuvor, an dem Ausblick auf die Berge vor blauem Grund freuen will, desto nervöser meldet sich mein Körper, desto mehr wächst eine nur schwer zu definierende Aufregung in mir.

Bei keiner meiner Walking-Runden zuvor hatte das Wasser des Sees so hoch gestanden. Regelmäßiger Regen und die Schneeschmelze in den Bergen haben ihn angefüllt, einige Wege sind überflutet. Parkbänke stehen scheinbar absurd positioniert dort zwischen den kleinen Wellen, wo jetzt niemand hingehen würde, um sich auszuruhen.

Ich gehe weiter, bis plötzlich die Schweißtropfen über mein Gesicht laufen, der Atem schneller geht und ich eine Schwäche spüre, die wächst und wächst, bis sie mir instinktiv bedrohlich erscheint. Nur langsam verstehe ich, dass das Hochwasser des Sees beginnt, mich in eine Panik zu versetzen. Als Hamburger kenne ich Hochwasser in anderen Dimensionen, über die sich niemand in der Stadt aufregt. Wie oft hatte ich als Reporter berichtet, wenn die Elbe am Alten Fischmarkt über die Ufer trat und nur die Touristen sich darüber wunderten. Kann ein See, der ein paar Meter über die Ufer tritt, mich erschrecken?

Ich benötige lange, um zu verstehen, dass genau diese absurde Situation entstanden ist. Meine Seele verarbeitet offenbar das weite Blaue, die kleine, aber nicht zu stoppende Flut und die Nässe des Regens auf Kleidung und Gesicht zu einem Bedrohungsszenario und löst Alarm aus. Doch die schnelle Erkenntnis, dass die aufsteigende Panik keine Entsprechung durch eine reale Bedrohung meines Lebens hatte, führt nicht dazu, dass Ruhe in mir einkehrt.

Ich finde eine Apotheke, kann dort über meinen Zustand reden und versorge mich mit einem Mittel, das mich beruhigt. Erneut beginne ich zu verstehen: Die Angst gewinnt Macht über mein Leben. Eine Angst, die Jahrzehnte zurück liegt.

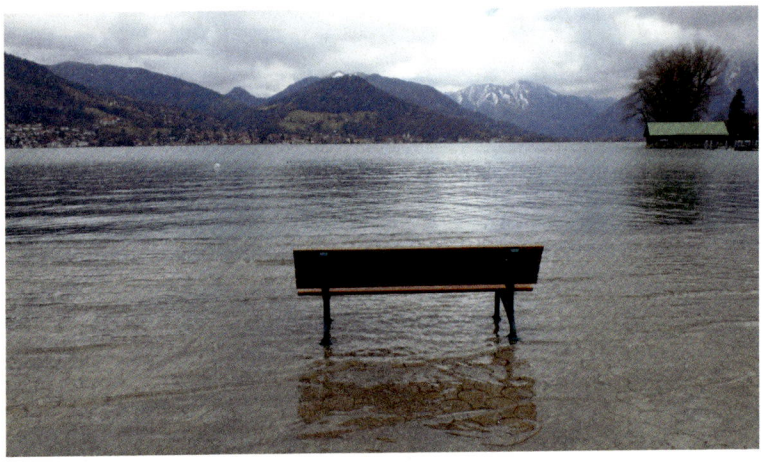

Der Tegernsee tritt im Frühling 2017 über die Ufer (Foto: Wolfgang Klietz)

## Zittern, Keuchen bis zur Atemnot, Panik – Noch einmal die Klinik in Franken, Sommer 2017

»Massive Panikattacken« steht im Bericht der Klinik, als ich sie nach einem zweiten Aufenthalt von acht Wochen verlasse. Ich wusste nicht mehr, wohin mit der Angst und der Unruhe. In der Hoffnung, bei einer zweiten stationären Behandlung in der Klinik doch noch Hilfe zu finden, reise ich erneut nach Franken. Ich weiß nicht, wohin mit mir und folge der Empfehlung einer Kollegin, die das Krankenhaus begeistert und fast symptomfrei verlassen hatte.

Doch bei mir treten die Symptome jetzt noch massiver auf: Zittern, Keuchen bis zur Atemnot. Dazu Panik. Doch wiederum musste ich feststellen, dass die Mitarbeiter dieser Klinik mir nicht helfen konnten. Wochenlang versuche ich erneut zu erklären, dass die Panik aus einem Trauma entstanden ist. In der fünften Woche vergeht kaum ein Tag ohne Panikattacke, sodass ich gefangen war: Nur in der Klinik, die an der Krankheit zum zweiten Mal vorbeitherapierte, fühle ich mich sicher. An einem Nachmittag reiße ich die Tür des Stationsarztzimmers auf. Ich weiß nicht mehr, was in mir gepaart mit einer ständigen Angst stärker tobte: die Wut oder die Frustration über den Misserfolg der Behandlung. Ich sprach alles aus, was mich bewegte. Danach habe ich mich für den Tonfall entschuldigt, aber nicht für die Vorwürfe. Warum das Therapeutenteam ein weiteres Mal meine Hinweise ignorierte, stellt mich bis heute vor Rätsel. Erst als ich mich von den Therapien zurückzog und ihnen mit weniger Aufmerksamkeit folgte, gewann ich die Stabilität, nach Hause zurückzukehren.

## Der Film beginnt: Ich kann wieder das Wasser sehen – Klinik in Hessen, Frühling 2019

»Sie sind nicht gestorben, sie wurden gerettet!« Meine Therapeutin Hanna Kühnel* spricht diesen unglaublichen Satz kurz vor dem Ende einer Einzeltherapiesitzung aus. Was für ein Satz! Wochenlang habe ich mich gemeinsam mit dem Team der Klinik auf die Konfrontation mit dem Trauma vorbereitet. Eine buchstäblich lähmende Angst überkam mich bei dem Gedanken, mich auch nur an den Badeunfall zu erinnern. Und dann dieser Satz!

Trotz der Erfahrungen in der Klinik in Franken habe ich mich entschieden, mich in eine weitere Klinik einweisen zu lassen. Ambulant fand ich in der Psychotherapie keine Hilfe mehr. Ich war

## Der »Deckel« springt auf

überzeugt, dass nur ein weiterer Versuch mit einer intensiven Behandlung mir aus Angst und Panik helfen würde.

Schon beim ersten Gespräch mit Hanna Kühnel bestehe ich darauf, dass das Trauma Thema der Therapie sein sollte – nicht ein Burn-Out und auch keine andere Krankheit. Nicht noch einmal wollte ich frustriert erleben, dass Therapeuten an mir vorbeitherapieren. Vom Mut der Verzweiflung zu sprechen, ist eine oft gebrauchte Floskel. In diesem Fall trifft sie zu. Ich sehe nur diesen einen Ausweg: Ich muss mich mit dem Trauma beschäftigen, schaffe es aber nur mit professioneller Hilfe. Dafür würde ich meinen gesamten Mut aufbringen müssen; dazu war ich entschlossen. Der Mut der Verzweiflung treibt mich an.

Der Prozess erstreckt sich über Wochen. Panikattacken verzögern die Konfrontation immer wieder. Lange bin ich zu instabil, zu verängstigt, um mich in die Vergangenheit zurückzubegeben und um das Erlebnis nachzuerleben, das ich inzwischen als Ur-Katastrophe meines Lebens betrachte.

Nur langsam erarbeite ich mir die Stabilität, der Vergangenheit zu begegnen. Ich trainiere, mich im »Hier und Jetzt« – so heißt das im Therapeutensprech – zu verorten. Löse ich mich aus der Gegenwart, verliere ich die Verbindung zu ihr und werde von der Angst von einst überrannt. Diesen Prozess muss ich und stoppen. Statt zu dissoziieren, versuche ich die Verbindung mit einfachen Übungen zu halten und gleichsam mich mit der Welt zu assoziieren: Ich versuche bewusst wahrzunehmen, mit dem ganzen Gewicht auf einem Stuhl zu sitzen und die Füße fest auf den Boden zu halten. Außerdem blicke ich mich um und schaue mir intensiv die Gegenstände an, die mich umgeben: das Bild an der Wand, das Handy auf dem Tisch, die Blume auf dem Regal und so weiter. Auch andere Sinneseindrücke nehme ich auf: Was höre ich? Was rieche ich? Ich lerne, nicht aus der Gegenwart in die Panik zu stürzen, sondern mich an ihr festzuhalten.

Dissoziation heißt auch, sich von sich selbst zurückzuziehen.

Hanna Kühnel hat ein paar Tage frei. Ich bin sicher, dass das Gespräch mit ihrer Vertreterin ruhig und entspannt verläuft. Ich erzähle, wie es mir geht, dass ich mich in der Klinik gut aufgehoben fühle und am Wochenende gern meine Familie besuchen würde, den Hund vermisse und so weiter. »Jetzt atmen Sie doch erst einmal!«, sagt die Therapeutin unvermittelt. Es dauert Sekunden, bis ich die Bedeutung des Satzes erfasse. Ohne es zu realisieren, höre ich manchmal zu atmen auf, besonders häufig dann, wenn ich über meine Krankheit spreche. Offenbar bin ich dann tief in mir und unbewusst dem Geschehen von damals ganz nahe, als ich nicht atmen konnte, weil ich ins Wasser sank.

Ich denke nach dem Gespräch auch ans Schreien. Immer, wenn ich in der Klinik eine Panikattacke habe, erfasst die Angst mich vollständig. Sie schüttelt mich, ich stöhne. Einmal findet mich eine Schwester in meinem Zimmer vor meinem Bett sitzend. Ich habe sie kaum realisiert, bin wie ohnmächtig, übergebe mich und wundere mich, dass ich das Geschehen wie ein Außenstehender betrachte. Nur eines geschieht bei den Attacken nicht: Ich schreie nicht, obwohl es mich vielleicht ein wenig erleichtern würde. Vermutlich ist es wie beim Nicht-Atmen. Ich konnte unter Wasser nicht schreien.

Hanna Kühnel ist zurück und wir gehen den nächsten Schritt. Sie spricht mit mir über Techniken, kontrolliert den Ablauf der Ur-Katastrophe zu durchleben. Ich stimme der Bildschirmtechnik zu, die auf einem einfachen, aber sehr wirksamen Prinzip beruht: Ich halte gedanklich eine Fernbedienung in der Hand. Den Ablauf des Geschehens stelle ich mir filmisch auf einer weißen Wand vor. Dabei ermöglicht mir die Fernbedienung, die Größe des Bildes zu verändern, zu zoomen, zu verlangsamen oder zu stoppen. Während ich den Film und damit meine Erinnerung kontrolliere, beobachtet mich Hanna Kühnel, achtet auf Kontinuität, aber auch auf meine Reaktionen und auf die Belastung, der ich mich aussetze.

Der Film beginnt: Ich kann wieder das Wasser sehen und das Licht über mir, das zu schrumpfen scheint, je tiefer ich sinke. Dabei reguliere ich den »Film« so, dass ich ihn ertragen kann. Ich atme schwer, aber ich keuche nicht. Schwitzend und zitternd erzähle ich, was ich sehe. Hanna Kühnel fragt nach Details, ich suche in meinem Gedächtnis. Eine Sequenz bleibt auch diesmal unklar: Wie bin ich wieder an die Wasseroberfläche gelangt? Typisch für ein Trauma, wenn ein Teil der Erinnerung verschwunden ist, doch ein anderes kann ich plötzlich klar sehen: das Gesicht des Jungen. 16 oder 17 Jahre ist er alt und blickt sehr besorgt, vielleicht auch erschrocken zu mir und fragt: »Kannst Du nicht schwimmen?«

Die Erinnerung an den Menschen, der mein Leben gerettet hat, überwältigt mich. Ich weine. Und dann kommt der Satz, mit dem die Therapeutin dem Trauma in diesem Moment eine Wendung gibt: »Sie sind nicht gestorben, sie wurden gerettet!« Nach acht Wochen habe ich die erste Konfrontation erlebt und fahre erleichtert zurück nach Hause mit dem Gefühl, die Therapie ambulant fortsetzen zu können. Das unglaubliche Glück, gerettet zu sein, hält für mehrere Wochen an und verändert meine Sicht, meine Bewertung des Unfalls: Ich bin dankbar. Doch langsam kehrt die Angst zurück, die Angst vor dem Wasser und anderen Bedrohungen meines Lebens. Der Junge hat mich gerettet, doch die Welt bleibt ein gefährlicher Ort. Schlimmer noch: Ich kann den Krieg spüren.

# In mir tobt der Krieg

### Atompilz über Mallorca, 2019

Ich liebe die Wärme der Sonne im Gesicht und will nach dem Klinik-Aufenthalt Ruhe finden. Darum fliege ich für fünf Tage allein nach Mallorca. Vier-Sterne-Hotel, All inclusive, Zimmer mit Balkon und Meerblick und sich um nichts kümmern müssen – das ist meine Idee. Ich sehne mich nach einer Pause ohne Arbeit, ohne Einkauf, ohne Kochen und den anderen Verpflichtungen des Alltags. Doch mancher Abend in der Poolbar oder auf dem Balkon mit dem wunderbaren Blick endet mit einem Schock, von dem ich mich über Stunden nicht erhole. Aus dem Nichts erscheint über dem Ferienort auf der anderen Seite der Bucht ein Atompilz, der ebenso gewaltig wie erschreckend weit nach oben in den Himmel quillt.

Dass da drüben tatsächlich nur ein paar weiße Wolken schweben, begreift mein Verstand erst später. Das Bild von Vernichtung und Zerstörung hat meine Fantasie ebenso produziert wie die vielen anderen in diesen Monaten. Meine Ampel zeigt Rot, von links überquert zügig ein Lastwagen die Kreuzung. Ich »weiß«, dass er in eine Menschenmenge fahren wird. Natürlich ist das eine entsetzliche Fantasie. Auch das Bild des Radfahrers, über dessen Schädel ich beim Rechtsabbiegen mit meinem Auto gerollt bin.

Wenn meine Kinder aufgeregt und ängstlich waren, habe ich sie meine Ruhe mit dem oft wiederholten Satz »Alles ist gut« spüren lassen. Doch ich selbst finde diese Ruhe nicht mehr, auch wenn ich weiß, dass die Flashbacks irreal sind. Sie fühlen sich an wie die Wirklichkeit und werden immer mehr. Dazu kommen die für Sekunden blitzartig einsetzenden Bilder von Folter und Gewalt. Je mehr ich zur Ruhe komme, desto heftiger konfrontiert meine Fantasie mich mit Bildern von unermesslicher Brutalität und Grauen, die mich gerade dann erschrecken, wenn ich müde werde, mich entspannen oder einfach nur genießen möchte. Mehrmals am Tag tobt ein Krieg in mir.

Den Retter aus dem Freibad habe ich tief im Gedächtnis gespeichert. Aber das Trauma beginnt erneut zu wüten.

## Wenn die Angst in die Knochen fährt – Hamburg, Herbst 2019

Der Krieg ist überall. In jeder Wolke, in jedem Film, in jedem Buch, oft in den Träumen und manchmal auch in den Geräuschen. Manchmal kommt die Folter hinzu. Bilder von Menschen, die mit Bohrmaschinen und glühenden Eisen gequält werden. Diese Schreie! Plötzlich tauchen diese Bilder vor mir auf. Bevor ich sie als Fantasie erkannt habe, hat der Schrecken meinen Körper erfasst. Der Gedanke, dass diese Bilder nicht real sind, kommt zu spät. So funktionieren auch die Albträume. Mein Bewusstsein hält sie für wahr, es folgen Panik und Übelkeit und das Zittern. Nach dem Aufwachen dauert es Stunden, bis der Verstand sich durchgesetzt hat mit der Einsicht: Das war nur ein Traum. Manchmal dauert dieser Prozess bis zum Nachmittag. An meine Arbeit in der Redaktion ist dann nicht mehr zu denken.

Längst kann ich nicht mehr normal gehen. Meine Beine gehorchen nicht. Manchmal bleibe ich im Supermarkt stehen und kann nicht weiter. Ich muss mich entscheiden, meine Beine zu zwingen, einen Schritt nach dem nächsten zu machen. Ich verstehe, warum der Volksmund davon spricht, dass einem Menschen die Angst in die Knochen fährt. Dazu gehört auch eine permanente Wachsamkeit. Ein Kollege spricht mich darauf an. Er hat einen Freund bei einem Spezialeinsatzkommando der Polizei. »Du bist genau wie er«, sagt er. »Du kommst in den Raum, scannst alles ab, weißt, wer wo sitzt, wie die Stimmung ist und wie die Leute drauf sind.«

Warum denke ich so oft an Hiroshima? An den alles vernichtenden Blitz aus dem Nichts, das Feuer und die Strahlen, die brennenden Menschen und ihre blutige Haut? Und an die Schreie? Wo finde ich die Verbindung zum Beinahetod im Schwimmbad?

»Sie haben Flashbacks«, sagt die Ärztin aus der Traumaambulanz des Universitätsklinikums Hamburg-Eppendorf. »Aber ich war doch nie im Krieg und bin nie gefoltert worden!«, antworte ich. Doch ein Teil meines Selbst ist davon überzeugt. Manchmal schreie ich nachts. Es wäre vielleicht besser, wenn ich jede Nacht schreien könnte.

## Warum dieses abrupte Ende des Gefühls zu leben? – Spaziergang im Sturm, Herbst 2019

Endlich die Natur und damit das unmittelbare Leben spüren! Draußen dreht der Wind auf und liegt bei Stärken von Zehn und mehr, rund um unser Haus bricht ein Heulen aus. Die Bäume toben, das Laub fliegt. Ich muss raus, um diese unendliche natürliche Kraft zu spüren, diese Reinheit und ihre Macht. Nicht weit weg führt der Weg durchs Grüne, doch es ist bereits dunkel. Mit meiner ganzen Kraft und meinem Gewicht gehe ich auf die Böen zu, die

Schritte fallen schwer, und es tut so gut! Ich brülle, ich sauge die wilde Luft in mich hinein, die mich füllt und mich spüren lässt: Ich lebe, ich bin im Hier und Jetzt, allein mit mir und dem Sturm. Und dann breche ich zusammen. Kaum noch Luft, kaum noch Kraft zum Gehen und eine alles überbordende Schwere. Was ist passiert? Warum dieses abrupte Ende des Gefühls zu leben? Dieser Sturz von weit oben in die Tiefe?

## Therapien im Winter 2019/20

Mein Körper streikt. Anders kann ich es nicht ausdrücken, wie insbesondere die Beine reagieren. Sie wollen nicht mehr gehen. Nur langsam komme ich voran. Ich schleiche während eines Kurztrips durch die Londoner City und freue mich auf die Museen, doch physisch befinde ich mich in einem Schockzustand, den ich psychisch nicht immer wahrnehme. An lange Spaziergänge und Wanderungen, die ich früher geliebt habe, ist nicht zu denken. Im Supermarkt bleibe ich wieder unwillkürlich stehen und muss bewusst meinen Beinen jeden Schritt befehlen, so als würde ich mich auf eine neue Turnübung konzentrieren und sie trainieren.

Besonders langsam komme ich auf dem Weg zu Jochen Grünberg\* voran. Er ist mein neuer Therapeut. Ein erfahrener Mann mit vielen Berufsjahren, sympathisch, offen, zugewandt. Ganz offensichtlich wollen meine Beine nicht zu ihm. Mein Alarmsystem fürchtet sich vor den Gesprächen, weil es um Angst und Schrecken geht. Instinktiv reagiere ich auf eine Gefahr, die ich dort thematisiere. Sie ist in der Praxis nicht real, Grünberg will mir helfen. Doch die Vergangenheit siegt über die Gegenwart, die Erinnerung über die aktuelle Wahrnehmung.

Ich erzähle, ich zittere, ich keuche, ich gehe schlurfend durch die Praxis. Ich schaffe es, mich während einer Sitzung erneut mit dem Badeunfall zu beschäftigen und außerdem vom Tod meines Vaters zu erzählen. Ich verausgabe mich, fühle Angst und Schmerzen. Grünberg versteht mich, aber dabei bleibt es. Nach mehreren Sitzungen sind wir uns einig, dass wir die therapeutische Beziehung beenden sollten. Die Initiative hatte ich gegriffen. Die Gespräche belasten mich, ohne dass eine Entlastung die Folge ist.

Grünberg verspricht, einen Kollegen zu suchen, der auf Trauma-Therapie spezialisiert ist. Ich bin ihm sehr dankbar. Tatsächlich findet er einen Fachmann, der mich betreuen würde. Doch die nächsten Monate muss ich trotz meiner Probleme ohne Psychotherapie überstehen. Der neue Therapeut ist krank. Mir bleibt nur zu warten und mit anderen Therapien zu beginnen.

»Sie bekommen von mir so viele Verordnungen, wie sie benötigen«, sagt die Ärztin in der Traumaambulanz des Hamburger Universitätsklinikums Eppendorf (UKE), an die ich mich hilfesuchend gewandt habe. Ich beginne mit der PTBS-spezifischen Physiotherapie. Nur wenige Fachleute kennen sich damit aus. Die Therapeutin Anke Vornbäumen, die ich gefunden habe, hat sich durch ihre Arbeit in einem großen Hamburger Unfallkrankenhaus auf die Behandlung von Menschen spezialisiert, die durch ein traumatisches Erlebnis nicht nur physische Verletzungen erlitten haben, sondern unter motorischen Problemen leiden, weil die Psyche Schaden genommen hat.

Ich möchte wieder Kontrolle über meinen Körper erlangen, gehen und auch irgendwann wieder wandern oder walken können. Anke Vornbäumen vermeidet jede Aufregung, jedes Drängen und jeden Zeitdruck. Sie spricht mit ruhiger Stimme und schafft es, mich auf meinen Körper zu konzentrieren, mich die Gliedmaße spüren zu lassen und mich wieder langsam zu bewegen. Sie animiert zu Bewegungen wie dem Beugen der Knie, die ein gesunder Mensch mit Leichtigkeit erledigen kann, die mir jedoch schwerfallen. Die Therapeutin verschafft mir ein Gefühl dafür, was mit dem Bein geschieht. Zu Beginn einer jeden Therapieeinheit bittet sie mich, den Abdruck eines jeden Körperteils auf der Liege wahrzunehmen und ihm nachzuspüren. Die Unterschiede am Beginn und am Ende sind groß, langsam werde ich zum Chef meines Körpers, oder besser noch: Die Therapeutin hilft mir, ihn wieder als Teil zu erleben, der zu mir gehört. Funktionelle Wahrnehmungsübungen nennt Anke Vornbäumen diese Therapie.

Nach jeder Therapiestunde fallen die Bewegungen etwas leichter. Ein kleiner Fortschritt, den ich zu schätzen weiß, doch die Angst, die Erschöpfung und die Träume bleiben.

# Zum ersten Mal höre ich das Wort »transgenerational«

**Der Krieg in mir, Frühling 2020**

Von dem Filmemacher Sebastian Heinzel höre ich zum ersten Mal in einer Sendung des Deutschlandfunks, den ich gern beim Kochen einschalte. Er spricht von seinem neuen Projekt »Der Krieg in mir« und der Frage, warum er immer wieder vom Krieg träumt, obwohl er immer im Frieden gelebt hat. Eine vergleichsweise helle Stimme kommt aus dem Lautsprecher. Heinzel ist offenbar jünger als ich und hat sich intensiv damit auseinandergesetzt, wie das Leben der vorherigen Generationen unser Leben prägt, vielleicht sogar mitgestaltet. Zum ersten Mal höre ich in dem Interview das

## Zum ersten Mal höre ich das Wort »transgenerational«

Wort »transgenerational«. Sollten Traumata wirklich vererbbar sein? Spiegelten sich die Kriegserlebnisse von Heinzels Opa Fritz wirklich als Bilder in Heinzels Träumen wider? Spürte er die Gefahr, die sein Großvater im Gefecht erleben musste? War das Trauma mit der DNA zu ihm gelangt?

Heinzels Projekt weckt ein umfassendes Interesse in mir, eine Neugier ohnegleichen. Verfolgt Heinzel die Spur, die ich schon lange suche? Ist er der erste Mensch, von dem ich erfahre, dass es ihm so geht wie mir? Der Kriege erlebt, die seine Vorfahren gekämpft haben? Den nachts Soldaten beschießen und der um sein Leben rennt, dabei stets stolpert und trotzdem immer überlebt?

Ich bestellte die DVD und das Buch dazu. Bereits die ersten Minuten des Films zeigen Szenen aus seinem Leben, die mir aus meinem bekannt vorkommen. Immer wieder war Heinzel in Osteuropa unterwegs und hat auch in Tschernobyl gedreht. Dort, wo eine Katastrophe geschah. Dort, wo es immer noch riskant sein konnte, sich zu bewegen und zu arbeiten. Ja, dorthin wäre ich auch gefahren, um Geschichten zu recherchieren und zu erzählen. Gute Geschichten muss man riechen, schmecken und hören können, habe ich den jungen Kollegen immer gesagt. Der Autor muss den Leser dorthin mitnehmen, wo er nicht selbst hingehen kann oder will. Auf dieser Reise muss mit Worten ein Bild gezeichnet werden, das die Realität in allen Facetten spiegelt. Besonders wenn es um Katastrophen und Verbrechen, Unfälle und Schicksalsschläge geht. Darum bin ich immer ganz nah rangegangen, wie viele Journalisten sagen. Alle Sinne waren hochaktiv, um diese Bilder zeichnen zu können. Ich wollte verstehen und beschreiben. Deshalb musste ich hören, sehen, riechen und schmecken.

Heinzel arbeitete ähnlich, das wurde mir schnell klar. Ihn zog das Unglück an. Ein anderes, den Krieg, erlebte er nachts. Doch warum waren Menschen wie er und ich in dieser Kombination gefangen? Warum folgten mit voller Absicht auf Nächte im Krieg Tage im Katastrophengebiet? Heinzel fuhr nach Tschernobyl, ich habe regelmäßig im Kosovo gearbeitet und stand drei Monate nach dem Anschlag vom 11. September vor den gigantischen Trümmern in

Manhattan, habe Dutzende Verkehrsunfälle und Großfeuer gesehen, Verbrechen beschrieben und aus Rettungshubschraubern berichtet. Immer mit weit geöffneten Sinnen, um ein Bild beschreiben, das der Wirklichkeit so nahe wie möglich kommt, offenbar in der unbewussten Hoffnung, ein Stück des eigenen Traumas mit seiner Todesangst zu verarbeiten. Waren die absichtlichen Wege in das Unheil anderer eine Art von Inszenierungen, um die scheinbare Verarbeitung und den damit verbundenen Hilferuf immer wieder zu erleben? Eine Erkenntnis bestätigte sich mir durch diese Form der Arbeit immer wieder: Niemals ist das Leben verlässlich, in vielen Teilen ist die Welt ein Ort des Grauens, des Leidens und der Angst.

Gefahren unter definierten Bedingungen zu erleben, sich auf sie vorzubereiten und dann zu erfahren, dass auch Katastrophen kontrollierbar sind – das habe ich in meinem Beruf immer wieder inszeniert. Ob auf den Spuren der Mafia in St. Petersburg oder im Kosovo – ich bin nicht »untergegangen«, obwohl dort die Gefahren stets präsent waren. Ich erlebte, dass sie kontrollierbar waren. Doch diese Erlebnisse musste ich wiederholen, denn ich erlebte die Welt weiter als gefährlichen Ort und war angewiesen auf die Erfahrung, dass die Risiken kalkulierbar und vermeidbar sind. Die Nähe zur Gefahr sollte gleichsam beweisen, dass sie keine sein muss.

Die Sensibilisierung für die Gefahren verschwand nicht, sondern blieb. Somit war ich gefangen und musste jedem Blaulicht hinterherfahren, das mich zu einem Unglück lotste. Dort erfuhr ich, dass andere litten, ich aber wohlauf war. Ich recherchierte im Milieu der Rechtsradikalen, nachdem ich vorher mit der Polizei über Verhaltensweisen gesprochen hatte, um mich zu schützen. Und es funktionierte!

Auch meine Forschungen zur Geschichte kann ich heute in dieses Schema einordnen. Früher habe ich mich ausführlich mit dem Nationalsozialismus und dem Zweiten Weltkrieg befasst, heute geht es um den Kalten Krieg und die SED-Diktatur in der DDR. Jede Stasi-Akte sagt mir: Schlimm, diese Spitzel, aber du lebst im

Frieden. Jedes Buch über militärische Aktionen der Nato oder des Warschauer Paktes bestätigt: Das ist vorbei, du bist nicht in Gefahr.

Das Buch zu Heinzels Film lese ich auf einer Reise. Ich sitze allein im Waggon des Intercitys und beginne, in dem kleinen Band zu lesen, ohne nach dem Film neue Überraschungen zu erwarten. Doch die Worte allein waren präziser als die Kombination aus Bildern und gesprochenem Wort im Film. Eine Einsicht Heinzels traf Hirn und Seele gleichermaßen: Er berichtete aus der Gefahr, um zu zeigen, was nicht sichtbar ist – das Leid. Ja, der Filmemacher hatte erkannt, was mich immer wieder angetrieben hat. Er beschrieb den Impuls, das Unbeschreibliche doch zu beschreiben und verständlich zu erklären, bis der Leser oder Zuschauer im besten Fall fühlen kann, was in Tschernobyl, im Kosovo oder an der Unfallstelle auf der Autobahn mit Menschen geschehen ist. Immer wieder, mit beinahe soldatischer Disziplin.

Der Gedanke betäubt mich. Warum bin ich darauf nicht gekommen? Warum gelingt es erst einem fremden Menschen, mir den Antrieb zu erklären, über das Grauen zu berichten und nicht über neue Bücher, Fußballspiele oder die Eröffnung von Kindergärten? Ja, auch das gehört zu meinen Aufgaben, doch viele Jahre nur am Rande, weil mich das Unglück anzieht.

Heinzels kurzer, aber gewichtiger Gedanke beginnt, tief in mir eine Kaskade von Überlegungen und Gefühlen auszulösen, die über meinen Beruf weit hinausgehen. Dort habe ich immer daran gearbeitet, das ganze Bild zu zeichnen und dazu beizutragen, die Welt ein bisschen besser zu gestalten. So wie 1987, als noch kein Notarzt in Neumünster und Umgebung im Einsatz war und meine Berichte dazu führten, dass einer am Krankenhaus stationiert wurde. So wie bei den vielen Verbrechen, nach denen ich der Polizei half, indem ich ausführlich die Fahndungsaufrufe schrieb. So wie in den Berichten über die traumatisierten Feuerwehrleute nach 9/11, in denen es um die Bedeutung psychischer Hilfe für Einsatzkräfte ging, die mit maßlosem Entsetzen den Einsturz der Türme erlebt hatten und sich fragten: »Warum sind meine Kameraden tot, warum habe ich überlebt?«. Ich habe mit vielen New Yorker Feuerwehrleuten gesprochen, die meisten konnten nachts nicht mehr schlafen.

Doch auch mit Heinzels Gedanken habe ich meinen Impuls – das spürte ich schnell – nicht vollständig erklärt. Denn es ging bei der Arbeit auch um mich, es ging um mein Leid und meine Schmerzen, mit denen ich allein war. Ich scheine zu rufen: Es muss doch jemand verstehen, schaut her! Ich glaube zu verstehen, was eine Katastrophe aus dem Nichts in Menschen anrichten kann.

Sah ich in den Schwerverletzten in den zertrümmerten Autos und den traumatisierten Flüchtlingen in den Lagern im Kosovo mich? Schreibe ich über ihre Schmerzen und gleichzeitig über meine? Versuche ich, mich ein wenig zu erlösen, wenn ich das Schicksal Fremder beschreibe? Offenbar ja.

Die Fragen, die Heinzel in mir auslösen, nehmen kein Ende: Will ich – ganz tief in mir – die Aufmerksamkeit spüren, die ich so sehr vermisse? Soll durch meine Arbeit die Welt ein besserer Ort werden und damit auch meine Seele heilen? Fordere ich medial die Aufmerksamkeit, weil ich Hilfe suche?

Heinzels Buch bedeutet für mein Leben eine Sensation. Danke, lieber Kollege, auch wenn Sie von der Sensation nichts wissen.

Aber woher kommt der Krieg in uns? Wir haben nie das massenhafte Kämpfen und Töten erlebt, kennen es allenfalls aus Erzählungen in der Familie und aus Büchern und Filmen. Heinzel berichtet in Buch und Film über die Geschichte seiner Großväter im Zweiten Weltkrieg. Er sucht Spuren an der einstigen Front und im Bundesarchiv. Meine Großväter haben nicht im Zweiten Weltkrieg gekämpft. Beide waren zu krank für den Einsatz in der Wehrmacht. Mein Opa mütterlicherseits war im Ersten Weltkrieg in den Schützengräben an der Westfront so schwer verwundet worden, dass er seinen Leben lang an den Folgen litt.

Und wie gelangen die Bilder in meine Träume? Warum beschäftigen sich die Fantasien meiner Flashbacks stets mit dem größten denkbaren Unglück, dem Krieg? Und nicht nur mit dem Ersten und

Zweiten, sondern auch mit Atomkrieg und damit mit dem potenziellen Untergang der Zivilisation? Woher kommen die Bilder und die Angst, woher die Flashbacks, die den Schrecken beschreiben mit einem scheinbar herbeifantasierten Horror? Die Flashbacks erschütterten mich scheinbar ohne Anlass und überraschend. Der Schreck folgte sofort in existenziellen Dimensionen, lange bevor der Verstand die Fantasie des Grauens entlarvt hatte.

Der Krieg war stets präsent. Kaum ein Tag verging, in dem ich nicht im Fernsehen Dokumentationen über den Kalten Krieg schaute und die Szenarien verfolgte, die zu einem heißen Krieg führen konnten. Auch Spielfilme über den Krieg faszinierten mich auf eine besondere Art: Sie weckten Schrecken, den ich in den Gesichtern der Schauspieler sehen und nachfühlen kann. Den legendären Film »Das Boot« von Wolfgang Petersen habe ich immer wieder gesehen.

Heinzel weist auf eine Spur, warum der Krieg in mir herrscht. Nicht die Erzählungen, die Fernsehbilder oder die Bücher waren zuerst da, es könnten die Gene sein. Der Filmemacher hat eine Wissenschaftlerin interviewt, die die transgenerationale Weitergabe von Traumata erforscht. Dabei geht es um die Frage, wie sich Erlebnisse durch die Generationen hindurch vererben. Im zweiten Buch Mose heißt es, dass die Missetaten der Väter Folge bis in die dritte und vierte Generation haben werden. Doch können sich tatsächlich reale Bilder aus dem Leben von Großvätern wie Filmkopien über die DNA vererben? Mir fällt es schwer, daran zu glauben.

Immer noch bleiben Fragen ohne Antwort: Wie passen die Gedanken zu dem Beinahe-Ertrinken in Wahlstedt und dem ums Leben gekommenen Fallschirmspringer? Stimmt es, dass nur Männer Traumata übertragen, wie im Film beschrieben?

## Corona aktiviert den Horror – Frühjahr 2020

Die Maske, die mich vor dem Virus schützen soll, entfacht die Jahrzehnte alte Angst immer wieder. Die Seele schlägt Alarm, wenn die

Luft nicht frei, sondern durch ein Hindernis in meinen Körper gelangt und ihn wieder verlässt. Der Widerstand, den das Textil bietet, ist gering, aber er reicht, um mein hypersensibles Körpersystem sofort zu aktivieren, das mein Überleben sichert: Schneller Atem, angespannte Muskeln, Fluchtreflex, Schweißausbruch. Ohne realen Anlass einer Gefahr schalte ich instinktiv in den Alarmzustand, der in jedem Menschen verankert ist und ihn schützt.

Diesen Zustand haben die Menschen vor zigtausend Jahren gelernt und genetisch weitergegeben. Sind wir mit einer lebensbedrohlichen Gefahr konfrontiert, stellt der Körper alle Energien bereit, um sich mit einem der drei Verhaltensmuster zu retten: Flucht, Kampf oder sich tot zu stellen. Mein Körper kämpft, weil er einen weißen Lappen vor Mund und Nase trägt und dabei die Jahrzehnte alte Erinnerung an das blaue Wasser aktiviert, in dem er nicht atmen konnte und den nahen Tod spürte.

Tief in die Seele dringen auch die Bilder im Fernsehen von den Corona-Kranken, die in Krankenhäusern mit Maschinen beatmet werden und trotzdem unter Sauerstoff-Mangel leiden, weil ihre Lungen das lebensnotwendige Gas nicht aufnehmen können. Der Horror im Kopf potenziert sich, wenn ich die Gedankengänge nicht bewusst stoppe und mich »ablenke«, dabei jedoch nur den Verstand auf ein anderes Thema fokussiere.

Horror ist mächtig, habe ich gelernt. Corona aktiviert ihn, nährt ihn in mir und präsentiert Ängste, die nur scheinbar neu sind, aber mich seit Jahrzehnten begleiten. Niemand darf mir an den Hals fassen, auch kein Arzt. Der Reflex, um meine Atmung zu kämpfen, setzt ein. Vom Verstand ist er kaum zu bremsen. Eine Untersuchung bei der Hals-Nasen-Ohren-Ärztin ist nur möglich, weil ich vorher Medikamente zur Beruhigung genommen habe. Vor der Behandlung beim Zahnarzt habe ich schon immer eine Angst gehabt, als wäre mein Leben in Gefahr. Doch auch dort nehmen die Symptome zu: Schweiß, Zittern, Keuchen bis zum Hyperventilieren.

Schon seit Monaten, lange vor der Pandemie, bestimmt Angst weitgehend mein Leben. Morgens erschüttern mich die Albträume mit Erlebnissen, die so lebensbedrohend wirken, dass mein Alarmsystem sie für wahr hält. Manchmal gelingt es meinem Verstand erst am Nachmittag, die Träume dort zu verorten, wo ihr Platz ist: ins Irreale.

Wenn ich von den Träumen berichte, verwende ich einen Begriff aus der Musik: Variationen zu einem Thema. Die hektischen und beängstigenden Filme in meinem Kopf tauchen des Nachts immer wieder mit veränderten Szenarien auf, der Plot ist jedoch stets gleich. Immer wieder träume ich von Szenen, in denen ich oder andere Menschen in Not geraten und Hilfe brauchen. Doch der Notruf funktioniert nicht. Mal ist kein Telefon vorhanden, mal ist die Tastatur defekt oder gesperrt oder ich verwähle mich immer wieder. Die Spannung und die Hektik steigen bis zur Panik, irgendwann wache ich auf.

Ein stets wiederkehrendes Thema sind außerdem Fahrten mit Autos: Lastwagen ohne Bremsen, Fahrzeuge mit undurchsichtigen Frontscheiben, ohne Beschleunigung oder von abnormer Größe, sodass ich nicht imstande bin, sie sicher zu fahren. Oder ich habe vergessen, wo der Wagen nach dem Parken steht. Oder ich habe mich verfahren. Mein Gehirn produziert nahezu endlose Serien, die mich allesamt in größte Unruhe stürzen. Häufig muss ich buchstäblich laufen, komme aber nicht vom Fleck. Auch eine plötzliche einsetzende Flut, die Wege und Straße versperrt, belastet mich in der Nacht in unterschiedlichsten Variationen.

Ohne die emotionale Komponente zu betrachten, könnte ich stolz auf die Leistung sein, die meine Fantasie nahezu jede Nacht vollbringt. Doch die Träume fühlen sich »schwer« an, wie der Volksmund sagt. Darf ich sie symbolisch interpretieren – so, wie man manche Bilder in der Kunst betrachtet? Die Botschaft der gescheiterten Notrufe läge klar vor Augen: Ich brauche Hilfe und finde keine Möglichkeit, sie zu erhalten. Das defekte Fahrzeug könnte dafür stehen, im Leben nicht voranzukommen oder auf dem falschen Weg zu sein. Und die Flut spricht angesichts meiner Erfahrungen mit dem Wasser scheinbar für sich selbst.

Aber macht sich das Gehirn die Mühe, Angst und andere Gefühle im Traum in Symbole umzusetzen, wenn es die realen Geschichten aus der Vergangenheit mit ihren eindeutigen Bildern im Gedächtnis parat hat? Viele Traumforscher glauben an die Funktion von Symbolen als Ausdruck einer universellen und überall verständlichen Botschaft. Eine Schlussfolgerung, die plausibel erscheint, die aber trotzdem nicht stimmen muss.

Die Träume kommen fast jede Nacht und werden schlimmer. Manchmal spitzen sie sich bis zum Horror zu: Ich ertrinke, ich ersticke. Dann wache ich mit einem Schrei auf, der meine Frau erschreckt. Dass der Alarm und die Hochspannung in mir selbst dann noch aktiv sind, wenn ich glaube, entspannt zu sein, spüre ich spätestens dann, wenn mir Gegenstände aus der Hand fallen – die Käsepackung beim Griff in den Kühlschrank oder das Buch vom Schreibtisch. In der nächsten Sekunde erstarre ich, zittere und realisiere erst nach weiteren Sekunden, dass mir ein harmloses Missgeschick und kein lebensbedrohlicher Fehler passiert ist. Der Ablauf folgt einem instinktiven Muster – so als stünde einer meiner Urahnen einem Raubtier gegenüber.

Jetzt auch noch Corona. Nur noch unregelmäßig schaffe ich es, in der Redaktion zu arbeiten. Mein Körper gehorcht nicht. Das Gehen fällt schwer. Wieder bleibe ich im Supermarkt plötzlich stehen und muss mich konzentrieren, einen Schritt vor den nächsten zu setzen – eine sonderbare Lähmung, die ich bereits kenne. Längst ist nicht mehr an die abendlichen Nordic-Walking-Runden oder ans Wandern im Teufelsmoor zu denken. Mir fehlen Bewegung und das freie Atmen, das freie Denken beim Gehen und die Erschöpfung. Überlebensmodus – mein Körper hat umgeschaltet, weil er auf Angst reagiert. Die Instanz für die Realität, der Verstand, verliert an Einfluss.

Auch auf meine Sprache. Ich gelte als eloquent und rhetorisch begabt. Doch spreche ich über Trauma, finde ich nur mit Mühe die Worte und gerate im Redefluss in Stocken. Das Geschehene ist unsagbar geworden – ausgerechnet für einen Menschen, dessen Beruf es ist, nahezu jedes Thema verständlich erklären zu können.

## Zum ersten Mal höre ich das Wort »transgenerational«

Oft werde ich gefragt: Wie hast du in dieser Zeit überlebt? Heute kann ich es kaum glauben, aber ich habe gelebt im Sinne von: Ich hatte Lebensqualität, indem ich jede Chance nutzte zu genießen. Dazu gehörte das Ruhen im Sonnenschein wie der Besuch eines guten Restaurants mit der Familie, spannende Bücher oder das bewusste tiefe Atmen »an der frischen Luft«, wie der Norddeutsche sagt. Unverzichtbar: lebendige Musik, zum Beispiel von Candy Dulfer oder Keith Jarrett, und Kunst, gern aus Worpswede von Hans am Ende.

Damals habe ich oft gesagt: »Ich kratze alles an Lebensqualität zusammen, was ich bekommen kann.« Die Zeit glich einem Kampf gegen die Krankheit, oder besser noch gegen ihre Symptome in dem ständigen Bewusstsein, dass ich nur dieses eine Leben habe. Ich hatte beschlossen, mich nicht von der Vergangenheit und dem Horror besiegen zu lassen.

Zugegeben, oft bin ich gescheitert und habe das Damals verflucht, habe geweint und reagierte im nächsten Moment aggressiv. Außerdem habe ich nie vergessen, dass ein Kampf gegen Krankheit und Symptome auch ein Kampf gegen sich selbst ist. Doch den dunklen Teil hatte ich gleichsam als Feind abgespalten. Das war in dieser Zeit eine große Hilfe.

Auch die feste Struktur der Tage hat dazu beigetragen, die Zeit besser zu überstehen. So oft ich kann, fahre ich zur Arbeit in die Redaktion. Im Urlaub und an freien Tagen recherchiere ich für meine Publikationen zur Zeitgeschichte. »Ein guter Skill« hat Hanna Kühnel dazu gesagt. In der Psychotherapie dienen Skills dazu, Traurigkeit, Stress oder andere Symptome besser zu ertragen. Das können eine kalte Dusche, Atemübungen im Wald oder kleine Gummibändchen am Handgelenk sein, an denen der Patient zieht, sie loslässt und dadurch abgelenkt wird. Tatsächlich gelingt es, mich beim Schreiben auf ein Thema zu fixieren und zu konzentrieren, ohne von Ängsten durchgeschüttelt oder gelähmt zu werden. Bis ich erschöpft die Arbeit beende, die Tür der Redaktion hinter mir schließe und die Schritte langsamer werden. Dann hat mich die Krankheit zurück.

Zum ersten Mal höre ich das Wort »transgenerational«

## Baptiste

In dieser Zeit denke ich oft an Baptiste. Ein schmales rotes Armband an meinem linken Handgelenk erinnert mich an die Begegnung mit dem damals 27-Jährigen, der an einer aggressiven Blutkrebsvariante erkrankt und dem Tod oft sehr nahe war. Eine Stammzellenspende rettete ihm 2015 das Leben. Baptistes Retterin lebt irgendwo in den USA. Wie sie heißt, wie sie aussieht – das wusste er nicht. Ohne sie wäre er vermutlich nicht am Leben. Vermutlich hat die Frau irgendwann Post von der deutschen Spenderdatei mit der Mitteilung bekommen, dass es einen Menschen in Deutschland jetzt besser geht, weil sie Knochenmark für ihn gespendet hat. Dass sie damit Baptiste gerettet hat, stand nicht in dem Brief. Spender und Empfänger kennt nur die Spenderdatei. Und doch denken beide vermutlich sehr oft aneinander: Wie lebt der andere? Würden wir uns verstehen?

Baptistes Vater sprach von einem Wunder, wenn er davon berichtete, wie die lebensrettenden Stammzellen der unbekannten Amerikanerin per Infusion in den Körper seines todkranken Sohnes geleitet wurden und selbstständig ihren Weg gefunden haben. Noch vor Monaten wussten er und seine Frau nicht, ob Baptiste überleben würde. »Es sieht sehr gut aus, Baptiste geht es prima«, sagte der Vater mir. »Auch die Ärzte sind sehr zufrieden.«

Baptiste musste Monate isoliert im Krankenhaus verbringen und konnte nur übers Internet mit Freunden kommunizieren. Wer ihn besuchen wollte, musste Schutzkleidung anlegen. Auch Monate, nachdem es ihm schon besser ging, stand an der Eingangstür eine Flasche zur Händedesinfektion. Maske zu tragen, war Pflicht.

Manchmal greife ich nach dem roten Armband und erinnere mich, wie der junge Zwei-Meter-Mann diese Zeiten ertragen hat. »Ich habe mich damals viel mit dem Tod auseinandergesetzt. Als junger Mensch musste ich erst einmal herausfinden, was das bedeutet«, sagte mir Baptiste in einem Gespräch, das ich für das »Hamburger Abendblatt« geführt habe.

Er begann zurückzublicken und empfand Dankbarkeit. Ein besseres Leben als bis zur Erkrankung habe er sich nicht vorstellen können. Immer tiefer stieg Baptiste in seine Vergangenheit hinunter, meditierte und führte lange Gespräche mit einem guten Freund. Das Zimmer sei sein Kloster gewesen. Er habe in sich hineingesehen und festgestellt: »Das geht unendlich tief.«

Gleichzeitig begann eine zweite Phase des Krankenhausaufenthalts. Baptiste sprach vom Kampfmodus, der einsetzte und ihm jenseits der Medizin geholfen habe zu überleben. Er wollte die Krankheit besiegen, dieser Wille bestimmte in dieser Phase sein Leben. Nebenher las er viele Bücher, schaute Filme und kommunizierte mit Freunden in sozialen Netzwerken. Für seine Familie sei diese Zeit schlimmer als für ihn selbst gewesen, sagte er mir.

Je schlimmer meine Krisen mich beeinträchtigen, desto häufiger blickte ich auf das rote Armband. Baptiste hat mir gezeigt, dass es immer lohnenswert ist, sich mit dem Leben und sich selbst zu beschäftigen, sei der Tod auch noch so nahe. Baptiste hat trotz vieler Rückschläge und Todesangst immer das Leben geschätzt. Und er hat gekämpft. Danke fürs Mutmachen, lieber Baptiste. Das rote Armband trage ich bis heute.

## Was Menschen einander antun können – Evie

Was Menschen einander antun können, habe ich in den vielen Gesprächen mit Evie verstanden. Die immer wiederkehrende Gewalt in ihrem Leben hat sie mehrfach tief traumatisiert, sie beinahe in den Suizid und in die Hoffnungslosigkeit getrieben, niemals mit den Erinnerungen an Schmerzen, Erniedrigung und Gefahr leben zu können. Evie ist 28 Jahre und war in vielen Fachkliniken, darunter auch der in Hessen. Dort habe ich sie kennengelernt.

Wir treffen uns in einem italienischen Restaurant am Hamburger Hauptbahnhof im ersten Corona-Lockdown des Jahres 2020. Wir sind die einzigen Gäste. Vater und Tochter, wird der Wirt denken. Oder etwas Anzügliches. »Ich habe es geschafft, es geht mir gut«, sagt Evie. Sie arbeitet wieder, sie musiziert, und sie hat Liebeskummer, den ich als Indiz einer intakten Gefühlswelt bewerte.

Evie betet oft. Der Glaube hat ihr die Kraft gegeben, weiterzuleben und an ihre Zukunft zu glauben. Religion als Quelle für Energie und Zuversicht ist mir stets fremd geblieben, auch wenn ich mich oft danach gesehnt habe, Trost bei einem liebenden Gott zu finden. Doch ich habe ihn nie gesehen oder gespürt und auch nicht verstanden, wie die christliche Welt an ihn als Allmächtigen glauben kann, der die Menschen liebt. Wenn er die Menschen liebt, konnte er Auschwitz nicht zulassen. Konnte er Auschwitz nicht verhindern, ist er nicht allmächtig. Theodizee nennen Theologen diesen Konflikt, der erst dann seine Bedeutung verliert, wenn der Gläubige Zeichen Gottes erkennt.

Dass der Glaube einen der Wege eröffnet, ein Trauma zu bewältigen, beschreiben Ulrike Willmeroth und Ursula Ruderus in ihrem Buch »Berufen zum Königskind, Gefangen im Trauma – Durchbruch zur Freiheit«. Patientin und Therapeutin berichten darin gemeinsam von Therapie, Belehrung und Gebet sowie den inneren Begegnungen mit Jesus und mutigen Veränderungsschritten.

Der Glaube als lebensumfassende Einstellung, als Quelle von Kraft und Zuversicht – dieses Glück habe ich nie gehabt. Mich hat nie die Aussicht auf das ewige Leben getröstet. Für viele Menschen meiner Generation gehört der Imperativ Carpe diem (nutze den Tag!) zu den Leitlinien des Lebens und stürzt große Teile der Zivilisation in Stress und Unzufriedenheit, wenn der Tag keinen Nutzen hervorgebracht hat. Wir wollen möglichst viel erleben, weil unser Dasein endlich ist. Salopp gesagt: Die begrenzte Zeit muss man doch ausnutzen.

Ich beneide Menschen wie Evie um ihren Glauben und die gefühlte Sicherheit, dass ein liebender und allmächtiger Gott auf sie blickt. Wir sprechen darüber und dass ihr Klinikaufenthalt vor wenigen Wochen das traumatische Erleben dorthin verortet hat, wo es hingehört: in die Vergangenheit. Evie lächelt und betet am Tisch für mich. Dass sie damit mein Leben verändert, werde ich ihr später erklären. Sie hat es geschafft, Herrin über ihre Vergangenheit zu werden. Sie verkörpert den Mut, den Kampf aufzunehmen und zu siegen. Ich danke Evie. Ohne sie wäre ich nicht so schnell wieder in eine Klinik gegangen. Ich kann es schaffen, sage ich mir. Auch wenn mir die Kraft des Glaubens fehlt.

**Der Krieg verfolgt mich in die Kirche – Dresden**

Auch Volker Höffer weiß, wozu Menschen fähig sind. Als Mitarbeiter und heutiger Leiter des Stasi-Unterlagenarchivs in Rostock hat er Tausende Akten über Menschen gelesen, die spitzelten und bespitzelt wurden, die als Feind des Staates eingestuft wurden, weil sie anders dachten, als es das System vorschrieb. Über Menschen, die für die Freiheit ihr Leben riskierten. Und über Menschen, die Opfer von »Zersetzung« wurden, wie es im Jargon des DDR-Unterdrückungsapparats hieß.

Höffer kennt Opfer, denen der Staat die psychische Gesundheit geraubt hat, die in Angst und Ohnmacht gelebt haben und in denen die Diktatur weiterlebte, obwohl sie 1989 unterging. Viele dieser Gesprächspartner Höffers haben ihr Trauma in einer Spezialklinik in Dresden behandeln lassen. Mit großem Erfolg, sagt der promovierte Historiker, der bei seinen traumatisierten Gesprächspartnern immer wieder festgestellt hat, wie wichtig die Konfrontation mit der Vergangenheit ist, um die Angst hinter sich zu lassen. Auch der Neurologe, der mich behandelt, empfiehlt die Klinik.

Ich reise nach Dresden zum Vorgespräch in der Klinik und komme abends mit dem Zug an. Der Morgen nach meiner Ankunft beginnt mit Sonnenschein. Um 12 Uhr bin ich zum Gespräch mit einer Ärztin verabredet und stehe früh auf, um die Zeit zu nutzen, die Pracht des auferstandenen Dresdens zu genießen. Dresden begeistert mich. Eine wunderschöne Stadt, die ihre Besucher in die glanzvolle Zeit August des Starken versetzt, aber auch in den Februar 1945, als das Zentrum in einem Bombenangriff unterging und Zehntausende starben. Ein sonniger Herbstmorgen beginnt.

## Zum ersten Mal höre ich das Wort »transgenerational«

Der Spaziergang führt mich an den Zwinger und die Semperoper, ans Elbufer und an die Cafés an der Frauenkirche. Ich will diese Stadt und ihre Pracht sehen, doch meine Beine sind schwer. Nur langsam komme ich voran. Hier einen Kaffee, dort noch einen, doch die Unruhe wächst. Bereits gestern Abend beim Blick aus dem Panoramafenster meines Hotels auf die Türme der Stadt habe ich mich erschrocken. Dresden leuchtet prachtvoll, aber ich sehe plötzlich die Bomben.

Dresden steht nicht nur für eine Stadt. Wenn ich den Namen höre, sehe ich Bilder vom Zweiten Weltkrieg, von den Aufnahmen aus den Bombern, die die Stadt als Flammenmeer mit immer neuen Explosionen zeigen. Und ich sehe Bilder, die damals niemand aufgezeichnet hat: Von den Menschen in den brennenden Straßen, einstürzenden Häusern und in den Kellern, die im Moment des Infernos wenigstens das Leben schützen sollten und dennoch Tausende begruben. Daran denke ich auch, wenn ich durch die Stadt gehe.

Endlich stehen die Türen der Frauenkirche offen. Auch wenn ich weiß, dass ich hier Gott nicht treffen werde, gehe ich oft in Kirchen, weil ich mich dort sicher fühle. In einem geheiligten Raum – ob in einem Dom oder einer Dorfkirche – findet fast immer die Flucht vor der Panik ein Ende. Ich gehe hinein. Noch hat der große Ansturm der Touristen nicht begonnen. Ich suche einen Platz zum Sitzen inmitten der Bänke so weit wie möglich von den Gängen entfernt. Dort schließe ich die Augen und warte auf die Ruhe in mir, die ich so sehr ersehne.

Nur noch wenige Stunden sind es bis zum Gespräch in der Klinik. Ich weiß, dass ich wieder einmal in Stichwörtern mein Leben erzählen und die Katastrophen erklären muss. Schweigend sitze ich auf der Bank in der Frauenkirche mit den Gedanken daran, dass das bevorstehende Gespräch die Angst vergegenwärtigen wird, deren Erscheinen ich vermeiden, unterdrücken, ja bekämpfen will, um weiter leben zu können – um lachen und genießen zu können, um trotz der Traumata so viel Lebensqualität wie möglich zu schaffen.

## Zum ersten Mal höre ich das Wort »transgenerational«

»Hier ist Ruhe, hier ist Frieden«, sage ich zu mir und versuche mich, von der Wirklichkeit zu überzeugen. Nachdem ich die Augen geöffnet habe, blicke ich auf das Gold des Altars und der Engelsfiguren und auf die Mauern, die 1945 einstürzten und so weit wie möglich mit den Fragmenten aufgebaut wurden, die damals in den Trümmern lagen. Ich schließe wieder die Augen.

Der Horror kommt überraschend und übermächtig – scheinbar aus dem Nichts. Ich kann das Heulen der Sirenen hören und das Dröhnen der Flugzeugmotoren, dann das Pfeifen der herabstürzenden Bomben und das Krachen der Einschläge. Die Menschen, die dem Inferno entkommen wollen, schreien und sind doch in dem Inferno, in einer menschengemachten Hölle gefangen. Scheint von draußen durch die hohen Fenster das Feuer in die Kirche? Überall Feuer und Funken, Holzbalken knacken in den Flammen und fallen auf Straßen und Wege. Die Brände schlagen bis zu den Dächern hinauf.

Ich reagiere wie im Albtraum: Der Körper aktiviert den Überlebensmodus, noch bevor der Verstand begriffen hat, dass sich die Bilder aus dem Jahr 1945 mit der Fantasie vermengt haben und nicht wirklich sind. Ich keuche und schwitze und öffne die Augen, um zu realisieren, dass kein Feuer brennt, keine Bomben fallen und die großen Glasfenster nicht unter einer infernalischen Hitze bersten.

Raus, nur raus aus der Kirche ins Freie. Die Sonne scheint auf die Mauern von Dresden. In mir war der Krieg.

### Der Weg zur nächsten Klinik

Evie hatte mich überzeugt, erneut Hilfe bei einer stationären Behandlung zu suchen. Ich war nach Dresden gereist, weil die Klinik dort zu den wenigen gehört, die »hochfrequente« Einzeltherapie anbietet. Auch wenn die Therapie bei Hanna Kühnel mich einen großen Schritt nach vorn geführt hat – wie oft war ich bei ihr und in den anderen Kliniken daran verzweifelt, dass pro Woche, wie fast überall üblich, nur ein Einzelgespräch mit einem Therapeuten auf dem Behandlungsplan stand und der Rest der Zeit mit Gruppengesprächen, Körpertherapien und Kunst gefüllt wurde. Viele Patienten fanden mit diesen Angeboten ihren Weg der Heilung. Ich war auf Einzelgespräche angewiesen, das hatte die Erfahrung belegt. Wie oft hatte ich in den Gruppenräumen gesessen und mir die Probleme anderer Patienten angehört, die nicht schlafen konnten, unter chronischen Schmerzen litten oder deren Partner Kinder missbraucht hatte? Warum, so fragte ich mich, musste ich mich mit diesen Problemen belasten? Ich war nach den Erfahrungen in Hessen voller Hoffnung, dass eine intensive Therapie erfolgreich sein könnte. Ein Gespräch pro Woche, in der ich mich vorher und nachher allein gelassen fühlte, war für mich kaum noch eine Option. Allenfalls bei Hanna Kühnel.

Zudem fiel es mir zunehmend schwer, mich durch einen Klinikalltag entmündigen zu lassen. Nein, ich melde mich nicht gern ab, wenn ich die Klinik verlasse. Nein, ich möchte nicht Tai-Chi mit einem Therapeuten praktizieren, der damit selbst überfordert ist und die Botschaft dieser Kunst vermengt mit rudimentären Kenntnissen über die Philosophie Hegels und der Achtsamkeitslehre. Manche Therapeuten gefielen sich in der Rolle des Gurus mit Philosophenattitüde und waren kaum zu bremsen, ihr vermeintlich umfassendes Wissen über das Leben preiszugeben. »Das darf sein«, war einer der liebsten Aussprüche.

Diese Bemerkungen habe ich überspitzt formuliert. Doch sie sollen verdeutlichen, wie sehr mir der Klinikaufenthalt zuweilen zuwider war und wie viel Energie es gekostet hat, den Weg zu einer stationären Behandlung erneut einzuschlagen. Ich versuche, Kontakt zu Hanna Kühnel aufzunehmen, auch wenn mich dort keine hochfrequente Therapie erwartet. Doch sie hat die Klinik vorübergehend verlassen.

Auch die Klinik in Dresden kommt für mich nicht in Frage. Ich will nicht vier Wochen vor dem Beginn der Behandlung Verträge abschließen, zum Beispiel, wie viel ich bei der Ankunft wiegen darf. Ich will auch nicht um 17 Uhr zu Abend essen und meine Familie an Wochenenden nur in Ausnahmefällen sehen. Schon auf der Rückfahrt im leeren Zug nach Hamburg weiß ich, dass ich trotz meines psychischen Zustands nicht bereit bin, meine Freiheit noch weiter einzuschränken, die durch die Krankheit selbst schon in kaum erträglichem Maß begrenzt war.

Immer wieder muss ich vom Trauma erzählen – in Dresden und anderen Kliniken, zu denen ich Kontakt aufnehme, bei Therapeuten und einem Gespräch in einer Hamburger Tagesklinik. »Hosen runterlassen« nenne ich bewusst verharmlosend gegenüber meiner Frau meine immer gleichen Berichte über das, was ich erlebt habe und was mich derzeit quält. Jedes Gespräch erschöpft mich so sehr, dass ich mich danach in der Redaktion krankmelden muss. Ich konfrontiere mich jedes Mal selbst mit dem Trauma, ohne es auch nur im Ansatz zu verarbeiten.

In der Tagesklinik habe ich um ein Vorgespräch für eine PTBS-Behandlung gebeten. Die erstklassig gestylte Praxis liegt in einem angesagten Hamburger Stadtteil. Die junge Therapeutin bittet mich, von mir zu berichten. Es ist morgens, doch ich weiß, dass der Tag nach dem Gespräch für mich nur schwer erträglich wird. 45 Minuten lang erzähle ich, beantworte jede Frage und spüre – mal wieder – die Panik in mir aufsteigen. Am Ende kommt die Wut dazu. »Das tut mir sehr leid«, sagt die Therapeutin. »Wir behandeln hier keine PTBS-Patienten.« Mir fehlt die Kraft für klare Worte. Ich werde diese Klinik nie wieder betreten.

Ich entdecke im Internet zwei Kliniken mit »hochfrequenter Einzeltherapie«: eine im Hochschwarzwald und eine im nahen Schleswig-Holstein in der Nähe von Kiel. Eine Einrichtung, die weder mein Psychotherapeut noch die Ärzte kannten. Hochfrequent bedeutet drei Sitzungen pro Woche. Dass ich nicht mehr verkraften würde, ahnte ich schon vor Beginn des Aufenthalts.

Die Klinik bei Kiel war erst seit wenigen Monaten im Betrieb und stellt besonders den Luxus heraus, der mich eher misstrauisch stimmte. Ich benötige keinen Fünf-Sterne-Standard, um mich wohl und aufgehoben zu fühlen. Die Leitende Oberärztin Kathrin Walter* führt mich durch die Klinik, die in mir zunächst Ratlosigkeit auslöst. Flure, Zimmer und die Wellnesseinrichtungen erinnerten mich eher an ein Hilton-Hotel als an ein Krankenhaus. Mag sein, dass die Gestaltung stilvoll ist, aber bei meinem ersten Besuch hinterlassen die Gebäude eine sonderbare Kälte in mir. Nein, gemütlich war die Klinik nicht.

Doch Kathrin Walter überzeugt mich im Gespräch. Nie hatte jemand zuvor erfasst, wie sehr das Trauma mein Leben besetzt hält, ja, dass ich überhaupt an Traumata litt und dass der Plan, ich müsse vor einer Therapie zur Ruhe kommen, scheitern muss. Sie stärkt meinen Mut, mich mit dem Horror zu konfrontieren, um ihn zu verstehen. Kurz darauf beginnen die anstrengendsten Wochen meines Lebens. Sie gehören auch zu den wichtigsten.

# Eine Linie als Weg zur Heilung

## Schweißausbrüche und Tränen

Geplant ist eine schlichte körperliche Untersuchung, wie ich sie schon kenne, wenn ich in einer psychosomatischen Klinik aufgenommen werde. Blutdruck, Lunge abhören, auf die Waage – das Übliche. Der Arzt reagiert freundlich und fürsorglich auf mich und löst dennoch einen Schock in mir aus, von dem ich mich erst nach Wochen erhole.

Mit dem Betreten jeder Klinik lege ich binnen Stunden, ohne mich dazu entschlossen zu haben, die Techniken ab, die mich vor den Bildern in mir halbwegs schützen und die verhindern sollen, dass Fantasien mich erschüttern. »Hier sind alle Tore weit geöffnet«, sage ich immer wieder, auch um zu zeigen, dass ich sehr verletzlich bin, ja, mich gefährdet fühle. In diesem Satz vermittele ich außerdem die Botschaft, dass ich für eine Therapie offen sein würde, auch wenn sie schmerzhaft ist.

Ich lege den Schutzschirm ab, der mich notdürftig umgibt und mit dem ich versuche, die Träume der Nacht aus den Tagen zu räumen, die grausigen Fantasien immer wieder als irreal zu entlarven und die Ängste zu bekämpfen, die mich buchstäblich lähmen.

Der Arzt untersucht mich routiniert, und dann greift er an meinen Hals. Vermutlich, um die Lymphdrüsen zu überprüfen. Ich zucke wie nach einem Schlag zusammen, der Atem bleibt kurz stehen, meine Augen schauen weit aufgerissen in ein Nichts. Für Bruchteile von Sekunden hat der Arzt mich in eine Todesangst versetzt und nahezu alle Reflexe ausgelöst, die meine Instinkte auslösen können inklusive Schweißausbruch und Tränen in den Augen.

»Was war das?«, fragt er ratlos. Ich weiß es nicht. Plötzlich, nachdem Ablegen des allgemeinen Schutzschirms, ist aus dem Hals eine Tabuzone geworden. Mir gelingt es kaum, selbst mit der Hand den Kehlkopf zu berühren. Eine Erfahrung, die mich überrascht und besorgt. Was erwartete mich noch außer Flashbacks, Albträumen, Lähmungserscheinungen, Atemnot und Panik? Ich bin im Krieg, ich falle ins Wasser. Und jetzt die panische Angst, gewürgt zu werden. Wie hängen diese massiven Symptome zusammen? Ich habe in der Klinik nach neuen Antworten gesucht und bin jetzt gezwungen, erst einmal neue Fragen zu stellen.

### Hat Gott mir ein Zeichen gegeben? – Glauben

»Du willst noch mehr Zeichen?«, fragt mich Iris ungläubig. Wir sitzen am Tisch im Speisesaal der Klinik und frühstücken. Sie bezeichnet sich als gläubig, das Gebet hilft ihr. Ich berichte davon, Gott noch nie gespürt oder Zeichen von ihm gesehen zu haben. Der Trost, den Iris findet, bleibt mir versagt.

Wir sprechen über den Badeunfall. »Ich bin nicht gestorben, der Junge hat mich gerettet«, sage ich. Iris glaubt daran, dass Gott mir damit ein Zeichen gegeben hat. Er beschütze mich, sagt sie. Glauben kann ich daran nicht. Warum ich und nicht die Menschen in Auschwitz oder die Bombenopfer in Dresden? Warum hat Gott bei ihnen anders entschieden und sie sterben lassen?

## Die Therapie beginnt mit einer Schnur

Wie ein Konzentrat meines Lebens liegt die Schnur auf dem Teppichboden im Behandlungszimmer von Kathrin Walter. Halbwegs gerade erstreckt sie sich auf etwa einen Meter Länge und ist vor lauter Steinen aus der Ostsee und bunten Plastikblümchen kaum noch auszumachen. Steine symbolisieren die Katastrophen meines Lebens, die Blumen die schönen Momente. Gerade mal zwei Stunden habe ich gebraucht, in Stichwörtern die Ereignisse zu beschreiben, nach Stein oder Blume zu greifen und muss am Ende feststellen, dass ich mich besonders an die schmerzhaften Erfahrungen erinnere und weniger an die freudigen. Besonders die großen Steine werden zum Ende hin knapp, Blümchen sind noch jede Menge übrig, doch ich kann sie nicht mehr auf die Schnur legen. Wofür sollen sie stehen? fragte ich mich. Mir erscheint die Linie mit dem beschränkten Blick des Kranken vollständig.

»Lifeline« nennt Kathrin Walter dieses Konstrukt mit seinen Episoden auf dem Teppichboden. Jetzt folgt die genaue Betrachtung eines jeden Ereignisses. »Da musst du durch«, sagen die Norddeutschen gern, wenn sie einen Vorgang für unangenehm, aber unvermeidlich halten. Durch die Lifeline muss ich auch durch, vom Anfang bis zum Ende, das der Gegenwart entspricht. Durch jede Episode, konfrontiert mit der jeweiligen Angst oder Panik, Trauer oder Einsamkeit, aber auch der Freude und dem Glück. Die Technik geht weit über die kontrollierte Konfrontation hinaus, die ich mit Hanna Kühnel erlebt habe. Nicht die distanzierte Betrachtung, sondern das Wiedererleben in all seiner Komplexität ist das Ziel.

## Eine Linie als Weg zur Heilung

»Wie fühlen Sie sich jetzt und wie haben Sie es damals erlebt?«, lautet die häufigste Frage, die mir die Therapeutin stellen wird. Denn es geht nicht nur um Ort und Zeit, Anfang und Ende, sondern auch darum, sich insbesondere mit dem Horror zu konfrontieren, das Gefühl noch einmal zu durchleben und damit das Ereignis möglichst ganzheitlich nachzuempfinden. Narrative Expositionstherapie nennen die Fachleute das Verfahren. Ängstlich blicke ich auf die lange Schnur und die vielen Steine, aber ich verstehe auch, dass diese Therapie für mich eine große Chance bietet. Ja, ich will »da durch« und weiß jetzt schon, dass die nächsten Wochen zu den härtesten meines Lebens gehören werden.

Ein paar schlichte Werkzeuge werden mir helfen, als Skills den Kontakt zum Hier und Jetzt nicht zu verlieren. Ich habe immer sprudelndes Mineralwasser dabei und einen »Igelball«, eine kleine piekende Kunststoffkugel, die ich in den Händen rollen kann. Spüre ich sie oder den kalten Sprudel, erkenne ich die Verbindung zur Gegenwart. Reicht die Wirkung der kleinen Helfer nicht, kann ich ans Fenster gehen, die Luft von draußen spüren und bewusst anschauen, was mich umgibt – den Parkplatz vor dem Gebäude, den Schreibtisch der Therapeutin und die Bilder auf dem Regal. Sie sind wirklich, die Ereignisse, mit denen ich mich konfrontiere, sind es nicht mehr.

Und doch fühlen sie sich so an. Konfrontation ohne Emotion ergibt keine ganze Geschichte. Dabei geht es genau darum: Ich habe gelernt, dass ein Trauma nur bewältigt werden kann, wenn das Erlebnis so weit wie nur irgend möglich erzählt wird. Nur so kann das Gehirn die Geschichte »speichern« und damit dorthin verorten, wo sie hingehört: in die Vergangenheit, eingebunden in meine Biografie als schreckliches Erlebnis, das vorüber ist. Ein Erlebnis, das nur als Gefühl vorhanden ist, dem aber die Vergangenheit fehlt. Dieses Geschehen in die Gegenwart zu holen und ins Leben zu integrieren, bedeutet Heilung.

Ich muss Worte finden. Der Psychotherapeut und Traumaaexperte Bessel van der Kolk schreibt, dass bei einem Trauma das Sprachzentrum abgeschaltet wird und definiert einen »sprachlosen

Terror« des Traumas. Ein ähnliches Phänomen gehört zu den Erfahrungen fast aller Menschen: Geschieht etwas völlig Überraschendes und Überwältigendes, fehlen einem buchstäblich die Worte. Und damit ein wichtiger Bestandteil für die Erinnerung und das Gedächtnis. Vom Terror bleiben glücklicherweise die meisten verschont.

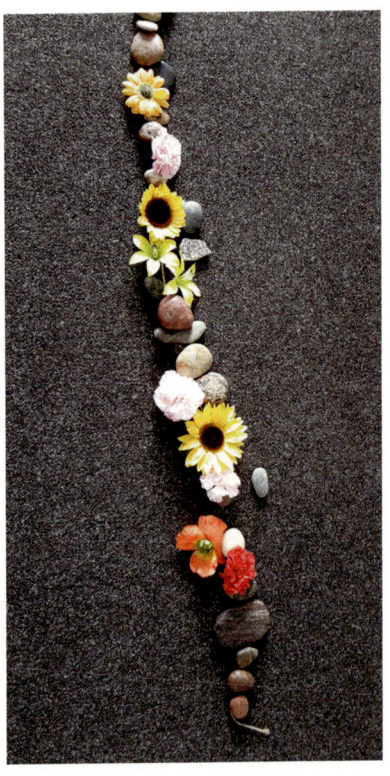

Ein Teil meiner Lifeline im Büro meiner Psychotherapeutin Kathrin Walter (Foto: Wolfgang Klietz)

## Ein großer Stein steht für den Beinahetod – Therapie

Viele Menschen sprechen von »Bewältigen«, wenn sie das Lösen psychischer Probleme meinen. Beim Trauma füge ich »Durchleben« hinzu. Mithilfe der Schnur arbeite ich an den Erlebnissen, die mich – nüchtern gesagt – überfordert haben und deshalb nicht bewältigt sind. Der Begründer der analytischen Psychologie, Carl Gustav Jung, hat diese Erkenntnis ebenso so sachlich wie klar formuliert: »Er (der Komplex) geht offenbar hervor aus dem Zusammenstoß einer Anpassungsforderung mit der besonderen und hinsichtlich der Forderung ungeeigneten Beschaffenheit des Individuums.« Ich war nicht vorbereitet, im Wasser den nahen Tod zu spüren. Ich war, um mit Jung zu sprechen, nicht beschaffen für diese Anforderung.

Die Lifeline liegt unberührt auf dem Teppich. Dort, wo symbolisch mein Leben beginnt, liegt hinter wenigen kleinen und ein paar Blümchen ein faustgroßer Stein. Einen größeren konnte ich in dem Textilbeutel nicht finden, den Kathrin Walter auf dem Tisch zwischen unseren Stühlen gelegt hat. Wasser und Sedimente haben ihn rund geschliffen, ein diffuses Grau und einige ovale Linien sind auf der Oberfläche zu sehen. Dieser Fund aus dem Meer soll für meine Ur-Katastrophe, den Beinahetod im Schwimmbad, stehen. Kathrin Walter hat für diese Expedition in die Vergangenheit mehr Zeit als sonst eingeplant. Der Begriff Expedition passt sehr gut. Wir begeben uns viele Jahre zurück und suchen nach dem, was übriggeblieben und was sich an Tageslicht holen lässt: Gefühle, Bilder, Gedanken.

»Ich war vier oder fünf Jahre alt.« Mit diesen Worten beginne ich die Erzählung über den Besuch der Familie im Freibad. Diesmal muss ich ohne »Fernbedienung« auskommen. Das Geschehen wird nicht auf Distanz bleiben, sondern mich so vollständig wie möglich zurückführen. Eine Geschichte, ein Narrativ soll entstehen. »Es war ein heißer Sommertag. Ich sehe den weißen, vom Wasser überspülten Rand.«

Später erfahre ich, dass Kathrin Walter schon an diesem Punkt »massive Anspannung« notiert hat. Das Tempo meiner Erzählung gleicht dem tatsächlichen Verlauf: erst der Sturz, das Strampeln der Beine und die Luftblasen, die aufsteigen. »Panische Angst, ringt nach Luft, Pfeifen in den Ohren, Druck im Kopf, taubes Gefühl in Händen und Füßen.« Die Therapeutin hält genau meine Reaktionen fest und fordert mich auf fortzufahren. »Die Arme griffen nach oben«, sage ich. Dann folgt der Abschnitt in der Chronologie mit der anscheinend in meinem Gehirn gelöschten Sequenz über die Rettung, die auch diesmal nicht reproduzierbar ist. Dann schaue ich wieder in die Augen des Jungen, der mich fragt: »Kannst du nicht schwimmen?« Sein Blick sagte: Das war knapp. Langsam komme ich ins Hier und Jetzt zurück. »Arme und Beine wieder kontrollierbar«, schreibt Kathrin Walter.

Ich habe es geschafft, kann mich vor Erschöpfung kaum auf den Beinen halten und atme schwer. Aber der Versuch ist gelungen, so weit wie irgend möglich die Geschichte vom Anfang bis zum Ende zu durchleben. Die Gesprächsführung der Therapeutin ist klar, beinahe streng und verhindert, sich in unwesentlichen Kapiteln zu verlieren oder gar dorthin auszuweichen. Drei dieser Termine stehen auf dem Therapieplan pro Woche. Mehr würde ich ohnehin nicht schaffen.

Erzählen und konfrontieren – so geht die Therapie mit den Ereignissen weiter, die mein Gehirn unter »unerledigt« abgespeichert hat und deren bruchstückhafte Erinnerungen es wirr in das gegenwärtige Bewusstsein schaffen. Mithilfe von Kathrin Walter sehe ich wieder den Fallschirmspringer abstürzen und meinen Vater sterben, ich liege wieder auf dem Behandlungsstuhl des »Pferdedoktors«. Außerdem sprechen wir über die vielen Ängste, die sich als Folge der jahrzehntelangen Präsenz des Todes entwickelt haben – die panische Angst vor Wachkoma, das Entsetzen nach dem Unglück auf der »Lisco Gloria«, der Beinahetod meines besten Freundes. Und so weiter. Die Klinik bietet ein umfangreiches Angebot an weiteren Therapien, doch die intensive Beschäftigung mit meinen »alten Geschichten« lässt mir kaum Kraft dafür. Ich schreibe und schlafe viel. Außerdem fahre ich, wann immer es möglich ist, an die nahe Ostsee und am Wochenende zu meiner Familie. Ich schaffe es, nicht nur in der Vergangenheit zu leben, sondern Lebensqualität in einer Zeit größter Herausforderungen zu schaffen. Welch ein Glück, bei einem Kaffee am Meer zu sitzen oder die Familie auf der Terrasse zu treffen!

In dieser Zeit genieße ich fast täglich die Spaziergänge an der Ostsee, die mit ihrem zu dieser Jahreszeit bedächtigen Rauschen an den Stränden ausrollt. Dort spielen Kinder, es ist Ferienzeit. Sie planschen, haben Bälle und lachen. Dazu scheint die Sonne, deren Wärme ich in mich aufnehme, und ein leichter Wind weht. Ich kann den Sommer wieder spüren. Was für ein Erlebnis.

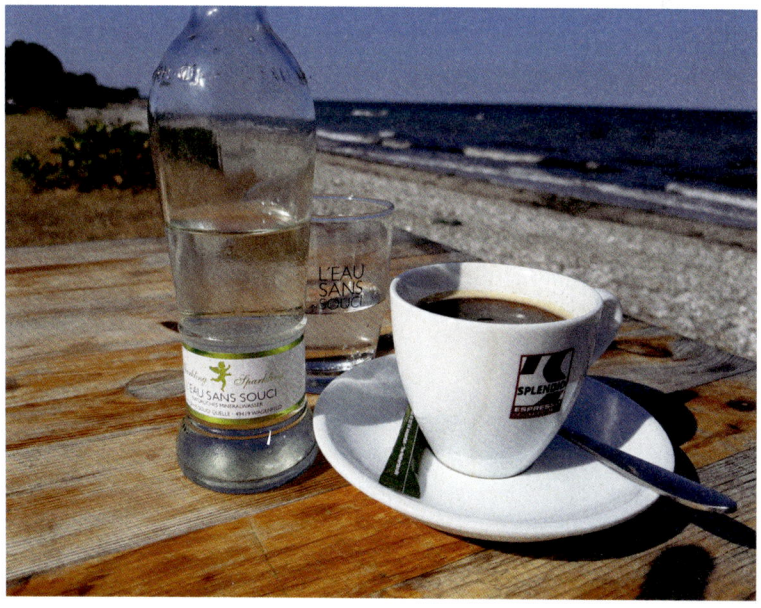

Welch ein Glück, bei einem Kaffee am Meer zu sitzen (Foto: Wolfgang Klietz)

## Große Jungen

Ein großer Junge hat mich gerettet. Der Unbekannte wird nicht ahnen, wie sehr mich das Bild seines Gesichts in diesen Tagen in der Klinik beschäftigt und welche Rolle er auch für mein Berufsleben gespielt hat. Ein großer Junge ist fürsorglich, stark und weiß, was zu tun ist, wenn Gefahr droht. Diese Erfahrung von dem Tag im Freibad begleitet mich in den kommenden Jahrzehnten, doch die Zusammenhänge verstehe ich erst jetzt: Ich habe in meinem Beruf stets die Nähe zu den »großen Jungen« gesucht und sie bei der Feuerwehr, dem Rettungsdienst, der Polizei oder der Bundeswehr gefunden. Unbewusst habe ich gespürt, dass der Kontakt zu Menschen in diesen Berufen mir Sicherheit vermittelt. Sie sind es, die bei einem Unglück, einer Krankheit oder bei anderen Gefahren eingreifen und in der Regel körperlich fit, trainiert und damit stark sind. Sogar physisch repräsentieren sie große Jungen, denn die meisten überragen mich mit ihrer Körperlänge deutlich. Durch meine Arbeit bestätige ich mir immer wieder, dass diese »Jungen« (und ihre weiblichen Kollegen) die gefährliche Welt ein bisschen sicherer machen und mich zuweilen sogar persönlich schützen. Bei einer Dienstreise im Kosovo hatte ich regelmäßig Soldaten mit Waffen an meiner Seite.

Dass auch »große Jungs« verwundbar sind, habe ich in dem Job als Reporter immer wieder ausgeblendet, ja beinahe vergessen, obwohl ich die allen Menschen eigene Verletzlichkeit in höchster Dramatik selbst gesehen habe. Zum Beispiel im Jahr 2005 bei einer Reportage mit der Besatzung eines Rettungshubschraubers. »Ich bin heute der Kutscher«, sagt breit lächelnd der Mann in dem orangefarbenen Overall. »Wir haben heute kräftigen Wind, da fliegt die Maschine manchmal bockig.« Seine Worte klingen nach einem aufregenden Rundflug, doch wenn der Helikopter mit dem Funkrufnamen »Christoph 52« alarmiert wird, geht es zumeist um Leben oder Tod. Entweder muss der »Kutscher« auf schnellstem Weg ein Notarztteam zu einem Schwerverletzten oder lebensbedrohlich Erkrankten fliegen oder der Hubschrauber wird für einen schonenden und schnellen Transport benötigt, der auf der Straße nicht möglich wäre.

Auch ich trage einen orangefarbenen Overall. Zu meiner Ausrüstung gehören außerdem die Fotokamera, ein Notizblock und natürlich der Helm, den ich beim Fliegen tragen muss und der mir per Mikrofon die Kommunikation mit der Besatzung ermöglicht.

Das Bundeswehrkrankenhaus in Hamburg ruft »Christoph 52« für einen Patiententransport. Minuten später starten wir auf dem kleinen Flugplatz Hartenholm mitten in Schleswig-Holstein. Die Maschine ruckelt tatsächlich, doch ich sehe ohne Angst die große Stadt Hamburg auf uns zukommen. Wir landen und werden ins Krankenhaus geführt.

Auf dem Bett liegt ein Mann, Anfang 20, etwa 1,95 Meter groß, breite Schultern. Die Ärzte haben ihn nach einem rätselhaften Erstickungsanfall, an dem der junge Soldat beinahe gestorben wäre, ins künstliche Koma versetzt und beatmen ihn mit einer Maschine. »Status Asthmaticus«, sagt der Stationsarzt dem Notarztteam des Hubschraubers. Unser Auftrag: Wir müssen ihn in eine Spezialklinik fliegen. Schlafend, künstlich beatmet und völlig regungslos liegt der Patient auf der Trage. Er weiß nicht, dass er in Lebensgefahr schwebt und am Himmel über Hamburg zur nächsten Klinik geflogen wird. Ob er seine Krankheit überstanden hat, ob sein Körper geschädigt wurde – ich weiß es nicht.

Dass die »großen Jungs« trotz Kraft, Größe und Professionalität verletzlich sind, habe ich immer wieder aus dem Blick verloren. Doch besonders die New Yorker Feuerwehrleute, die ich kennengelernt habe, verloren an dem Tag ihre seelische Gesundheit, als die Flugzeuge im World Trade Center einschlugen. Je mehr ich mich mit »Großen Jungs« und ihrer Bedeutung für mein Leben beschäftige, desto häufiger muss ich an diese Männer denken. Sie lieben das Image der harten Jungs mit Tattoos auf den muskulösen Oberarmen und ihre Ellenbogen, die auf den Straßen selbst im klirrend kalten New Yorker Winter lässig aus den geöffneten Scheiben der Einsatzfahrzeuge gehalten wurden. »The Bravest –

Fire Department New York« steht auf einem T-Shirt, das ich mir in Manhattan gekauft habe. Auf meinem Programm mit einer Delegation der Hamburger Feuerwehr drei Monate nach den Anschlägen steht auch ein Besuch am Ground Zero. Wir haben als offiziell angemeldete Gäste freie Fahrt an allen Absperrungen vorbei und stehen vor einem Trümmerhaufen von gigantischen Ausmaßen. »Es stinkt so bestialisch, dass der Ekel den Magen angreift. Ein Geruch von Modder, Abgasen und Verwesung steigt aus den Trümmern. Die fünf blau uniformierten Männer aus Hamburg kennen diesen Gestank. Sie sind Feuerwehrleute – vertraut mit dem Tod. Doch was sie in New York erleben, stellt jede ihrer Erfahrungen in den Schatten: Ground Zero. Der Terroranschlag, der tausende Menschen das Leben kostete und zwei Wolkenkratzer in Schutthaufen verwandelte. Mittendrin liegen 343 Feuerwehrleute – erdrückt, verbrannt. Sie wollten helfen und verloren ihr Leben. Sie ließen Frauen und Kinder als Witwen und Waisen zurück«, schreibe ich in meiner Reportage für das »Hamburger Abendblatt«.

Bis zu dem Anschlag auf das New Yorker World Trade Center am 11. September 2001 gehörten vermutlich auch die Feuerwehrmänner, mit denen ich gesprochen habe, zu den »harten Jungs«. Doch der Terror hat sie verändert. »Ich kann nicht mehr schlafen«, erzählte mir einer von ihnen im Vier-Augen-Gespräch. Ein anderer kommt nur noch mit Drogen und Alkohol zu Ruhe.

Fürs »Hamburger Abendblatt« schreibe ich auch über eine Weihnachtsfeier, bei der wir in New York zu Gast sind: »Was in ihren Kollegen vorgeht, erleben die Feuerwehrmänner aus Hamburg bei der Weihnachtsfeier in der Wache Harlem. Dieses Jahr geht es noch lauter zu als sonst. Die New Yorker Männer essen viel, trinken viel und grölen viel.

Das Bier fließt in Strömen, bis die Beherrschung dahin ist. Aus eisenharten, tätowierten Burschen werden Jungs, die einander urplötzlich schluchzend in den Armen liegen, auf Befehl mit einer kurzen Schweigeminute ihre toten ›Brüder‹ ehren, um sich danach noch lauter wieder auf die Eiswannen mit dem Bier zu stürzen.

Die Männer können nicht vergessen, dass einige ihrer Kollegen nie wieder dabei sein werden. Andere kommen nicht darüber hinweg, dass sie es gerade noch geschafft haben, der Katastrophe heil zu entkommen.

›Ich schaffe es bald nicht mehr‹, sagt Michael von der Engine (Löschfahrzeug) am frühen Morgen, als langsam wieder Ruhe einkehrt. ›Überall gibt es nur dieses eine Thema. Und ich kann nicht weglaufen, nicht einmal schlafen. Ich bin so müde.‹«

Ein Feuerwehrmann berichtete mir, dass er am 11. September nach dem Alarm nach Manhattan ausrückte, jedoch vor dem gesperrten Holland-Tunnel warten musste. Durch die Windschutzscheibe sah er, wie die brennenden und qualmenden Türme plötzlich einstürzten und wusste, dass Tausende sterben würden – auch viele Feuerwehrleute, die er kannte. »Wieso lebe ich und die anderen sind tot?«, fragte mich der Feuerwehrmann, als er mich mit seinem Privatauto mit Tränen in den Augen durch das nächtliche Manhattan zu meinem Hotel fuhr. Ich wusste keine Antwort.

## Das Trauma verliert erstmals seinen Schrecken – Der Aufsatz

»Transgenerationale Weitergabe kindlicher Traumatisierung« – der Titel des Aufsatzes in einer Fachzeitschrift verspricht weder erheiterndes noch leichtes Lesevergnügen. Kathrin Walter hat mir die Lektüre empfohlen. Seitdem ich das Buch von Heinzel gelesen und seinen Film gesehen habe, beginne ich zu ahnen, dass meine Traumata für sich allein betrachtet nur eingeschränkt zu verstehen sind. Heinzels Arbeit hat mich motiviert, weiter zu recherchieren, wie sich der Schrecken quasi von oben nach unten durch die Generationen zieht. Ich habe verstanden, dass jeder Mensch eine Disposition in sich trägt, die quasi mitbestimmt, welche Folgen sich nach einem dramatischen Erlebnis einstellen. Der Schlag trifft gleichsam auf eine Oberfläche, deren Schäden je nach ihrer Beschaffenheit sehr unterschiedlich sein können.

Ich habe außerdem gelernt, dass die Wissenschaft seit wenigen Jahren davon ausgeht, dass Erbinformationen wichtig, vielleicht sogar entscheidend sind, welche Erlebnisse zu einem Trauma führen können. Die Vorfahren bestimmen mit – ohne es zu wollen oder beeinflussen zu können –, wann und wie der Horror zur Krankheit führt. Vermutlich entscheiden die Gene auch über das Ob.

Epigenetik nennt sich die Wissenschaft, die sich damit beschäftigt, welche externen Faktoren die Genetik beeinflussen. Der Arzt Jürgen Wettig spricht in dem oben genannten Artikel von Schaltern, die aktiviert oder abgeschaltet und weitergegeben werden. Eine Folge kann ein vererbter reduzierter Spiegel von Kortisol sein, das bei der Verarbeitung von Stress hilft.

Ein kluger Trick der Natur, sagt mein Bruder über diese Erkenntnis. Leben die Eltern in einem gefährlichen Umfeld, das permanente Aufmerksamkeit erfordert, um wachsam zu sein, reagieren die Kinder und möglicherweise auch die Enkel mit erhöhter Wachsamkeit und Anspannung. In gefährlichen Situationen verfügen sie damit über ein größeres Repertoire an Reaktionsmöglichkeiten.

Doch sind vererbte Anlagen so detailliert, dass sie nicht nur ein generelles, sondern ein spezielles Bewusstsein für Gefahren schaffen? Und damit zur psychischen Katastrophe führen, wenn das Szenario durch eigenes Erleben bestätigt wird?

Ich denke an die panische Angst, die meine Mutter als Kind am See erlebt hat. »Ich mag auch heute nicht daran denken, auch nach fast 80 Jahren nicht«, sagt sie auffallend leise. Mein Bruder Michael, sie und ich treffen uns in dieser Zeit regelmäßig, um über die Vergangenheit der Familie zu reden. In ihrer Stimme klingt Angst mit, auch in den Augen ist sie zu sehen.

Schleppe ich sozusagen zwei Traumata durch mein Leben? Das meiner Mutter und ein sehr ähnliches, das ich im Freibad erlebt habe? Oder genauer: Haben ihre Erbinformationen mich für die abstrakte Gefahr des Nichtatmen-Könnens sensibilisiert? Und hat meine ohnehin traumatische Erfahrung im Schwimmbad mich so sehr gequält, weil ausgerechnet die genetische Disposition für mich auf fatale Weise bestätigt wurde? In jedem Fall konnte ich aus den Theorien der Epigenetiker den Schluss ziehen, dass ein Mensch genetisch auf Gefahren vorbereitet werden kann. Vielleicht hat diese Vorbereitung einen Anteil daran, dass ich überlebt habe. Ich werde es vermutlich nie wissen. Sicher bin ich jedoch, dass ein körperlicher Überlebensmodus programmiert gewesen sein könnte, aber kein psychischer. Dass die Welt tatsächlich ein gefährlicher Ort ist, manifestiert sich – im schlimmsten Fall – durch bestätigende Erlebnisse.

Das Grundvertrauen, dass die Welt sicher ist, hatte ich verloren.

Mit der genauen Betrachtung des Traumas und des Lebens danach habe ich zudem einen scheinbar unauflöslichen Widerspruch erklärt. Einerseits die stetig wachsende Angst vor Gefahren in den vergangenen Jahren, andererseits die befremdliche Unbekümmertheit in der Vergangenheit, mich in gefährliche Situationen zu begeben. Mit der Zeit gewann ich die Sicherheit, dass ich Gefahren einschätzen und bewerten kann. Ich habe sie – angefangen bei der Ur-Katastrophe – oft genug bewältigt, ohne körperliche Schäden zu erleiden. Mein Körper schaltet auf Überleben und machte immer wieder die Erfahrung, dass er nicht stirbt – die wiederkehrende Gefahr als Bestätigung und scheinbare Verarbeitung von Erlebnissen, die quälen.

Die Folge: Das Gehirn traut dem Frieden nicht, weil ich mich in einen Kreislauf begeben habe. Hinein in die Gefahr, um zu erleben, dass ich sie bewältigen kann und dass ich Gefahren – so wie damals – überlebe, ohne Schaden zu nehmen. Damit nimmt der Alarmzustand in mir kaum ein Ende. Ich bin kampfbereit, ohne einen Gegner zu sehen. Das Kleinhirn schaltet immer wieder in den Überlebensmodus, ist stets sensibilisiert dafür und verhindert eine tiefe Entspannung. Die Gefahr wird zum Bestandteil des Lebens, auch nachts, auch in den Träumen.

Gleichzeitig suche ich fast zwanghaft die Bestätigung, dass ich jetzt und in diesem Augenblick sicher bin – wenn ich Orte von Verbrechen besuche, mit Menschen darüber rede und schreibe.

Eine Vergewisserung, die nie nachhaltig erfolgt, sondern stets wiederholt werden muss, um in mir zu funktionieren.

Die Albträume sind immer noch da, nahezu jede Nacht mit ihren fast vertrauten Bildern von defekten Telefonen und Autos, vom rasenden Wasser und neuerdings auch von Reisen, in denen ich hektisch meine Taschen packen muss, ohne unter dem Zeitdruck eine Chance zu haben, es zu schaffen. Dann verschwinden nach und nach die Gepäckstücke und manchmal auch Wertsachen wie Portemonnaie oder Handy. Wie soll ich pünktlich zum Flugzeug kommen? Warum sind die Schuhe verschwunden, sodass ich auf Socken reisen muss? Auch bei diesen Träumen steigert sich der Stress auf ein maximales Niveau und erschöpft mich. Meistens dauert es bis zum Nachmittag, bis ich mich erholt habe und die Anspannung sich gelegt hat.

In der nächsten Therapiesitzung wiederholen wir die gedankliche Rückkehr ins Freibad. Schade, neue Erinnerungen haben sich nicht eingestellt. Die Sequenz, wie ich an die Oberfläche gelangte, ist vermutlich für immer verloren. Dennoch empfinde ich die Wiederholung als Erfolg. Die Erinnerung quält, aber lähmt mich nicht mehr. Ich atme schnell, aber nicht panisch, zittere und behalte dennoch die Kontrolle über meine Hände. Der pieksende Ball zwischen den Fingern unterstützt mich dabei, im Hier und Jetzt zu bleiben. Noch traue ich mich aus Angst vor Enttäuschung nicht, an den Erfolg dieser Therapie zu glauben. Doch das Trauma verliert erstmals seinen Schrecken. Irgendwann, so beginne ich zu hoffen, bleibt in meiner Erinnerung ein schreckliches Ereignis zurück, das ich überlebt und verarbeitet habe.

## »Dieser Schmerz ist nicht meiner«

Warum der Krieg? Warum will ich ihn verstehen? Warum erlebe ich Episoden von Angriffen und Kämpfen, die mich wie ein Flashback gleichsam hinterrücks attackieren? Inzwischen weiß ich, dass ich genetisch eine Art Gefahrenabwehrprogramm mitgeliefert bekommen habe, aber wieso Bombenangriffe und nicht zum Beispiel die Kämpfe der Wehrmacht an der Ostfront, die Sebastian Heinzel nachts heimsuchen?

Ich will mehr wissen – über die Traumaweitergabe über die Generationen und meine Disposition, die dazu führte, dass Erlebnisse mich erkranken lassen, statt sie bewältigen und abhaken zu können als ein Ereignis, das zwar schrecklich war, aber glücklicherweise schon lange vorüber ist und ohne Schaden überstanden wurde.

»Dieser Schmerz ist nicht meiner« heißt das Buch von Mark Wolynn, der sich intensiv mit der transgenerationalen Weitergabe von Traumata beschäftigt hat. Er zitiert Forscher, die davon ausgehen, dass die Wahrscheinlichkeit für das Erleiden einer Posttraumatischen Belastungsstörung (PTBS) dreifach erhöht ist, wenn Vater oder Mutter Traumata erlitten haben. Wolynn spricht von einem »Familiengedächtnis«, das sich über drei Generationen erhält.

Habe ich damit meine Disposition entschlüsselt? Wolynn geht einen Schritt weiter als der Autor des Artikels in der Zeitschrift, über die ich geschrieben habe. Je mehr ich mich mit der Traumaweitergabe beschäftige, desto klarer sehe ich das Erbe, das Eltern und Großeltern in mir hinterlassen haben, ohne es zu wollen und ohne einen Einfluss darauf zu haben. Sie haben mir offenbar die genetischen Voraussetzungen mitgegeben, verwundbar für ein Trauma zu sein. Die Erklärung bestätigt sich für mich nach der Lektüre des Buches ein weiteres Mal.

Doch damit sind die schicksalhaften Voraussetzungen, unter einem Trauma zu leiden, in meinem Fall noch nicht vollständig beschrieben. Dass meine Mutter und ich erleben mussten, beinahe unter Wasser zu sterben, ist ein folgenschwerer Zufall. Meine Disposition war quasi passgenau zu dem Ereignis, das im Freibad geschah. Deutlicher konnte ich die Gefahr zu ertrinken kaum erleben.

Auch die traumatisierenden Erlebnisse meines Vaters im Zweiten Weltkrieg erklären einen wesentlichen Teil meiner Prägung, aber eben nur einen Teil. Vermutlich wäre es für forschende Epi-

Eine Linie als Weg zur Heilung

genetiker und Psychologen aufschlussreich, sich dem Thema Krieg in der Familie in größerem Umfang zu widmen: dem Großvater mütterlicherseits, der im Ersten Weltkrieg schwer verwundet die Hölle der Schützengräben von Verdun erlebte. Den beiden Brüdern meines Vaters, die als Soldaten im Zweiten Weltkrieg starben. Den Schwager meines Vaters, der im U-Bootkrieg umkam. Den Erlebnissen meiner Mutter im Zweiten Weltkrieg, die ich am Beginn dieses Buches beschrieben habe. Offenbar tobt ein diffuser Krieg in mir mit Zutaten aus der Familie und dem Wissen, das ich mir angeeignet habe.

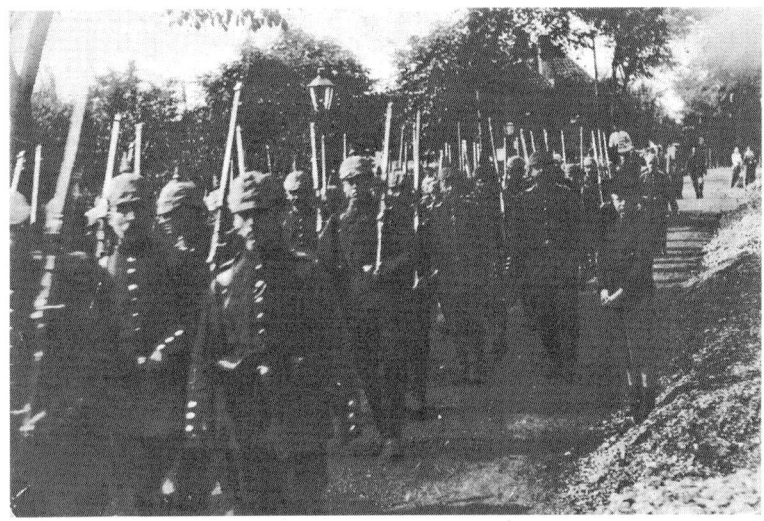

Mein Großvater Max (mit Brille, rechts neben der Laterne) marschiert in den Krieg (Foto: privat)

Und die Hand am Hals? Das war der Hals-Nasen-Ohren-Arzt, der »Pferdedoktor«, der mich als Kind ohne Narkose operierte, ohne dass jemand eingegriffen hat und mir zur Hilfe gekommen ist.

Im Alter von 56 Jahren beginne ich, die Last der Generationen und die Zusammenhänge mit meinem Leben zu verstehen. Meine

Eltern hatten diese Chance nicht. Für einen Außenstehenden mag es schwer nachvollziehbar sein, warum sich die Erkenntnisse erst in meinem Alter während einer Traumatherapie so klar und deutlich einstellen. Intellektuell stellt es keine große Herausforderung dar, das große Ganze dieses Konstrukts zu verstehen. Emotional blieb jedoch die Beschäftigung damit für lange Zeit weitgehend ein Tabu, denn jedes Detail hätte Konfrontation und Bedrohung bedeutet und wäre kaum auszuhalten gewesen. Sie zu vermeiden, kann Teil einer Überlebensstrategie werden, solange keine professionelle Hilfe und die passende Therapie in Sicht sind, die das Überleben ermöglichen, ohne schmerzhafte Erlebnisse zu verdrängen, zu ignorieren oder einfach vergessen zu wollen. Hier steht Traumatisierten genug Energie zur Verfügung, die gespeist wird aus der Gewissheit, dass man überlebt hat.

Die Chance, dass Traumata zur nächsten Generation weitergegeben werden, sei groß, wenn keine Behandlung erfolgt, sagt die Ärztin und Traumaexpertin Christine Knaevelsrud in einem Film über PTBS. Mein Vater hatte keinen Therapeuten.

Mit der Hilfe von Kathrin Walter gehe ich von Stein zu Stein durch mein Leben, erlebe erneut Angst und Dunkelheit und erkenne zunehmend die nur schwer überschaubaren Zusammenhänge. Erzählen, konfrontieren und in der Vergangenheit verorten – damit befreie ich mich Schritt für Schritt, von Stein zu Stein.

Gleichzeitig spüre ich zunehmend, dass diese Art der Therapie extrem viel Kraft und Konzentration fordert und mich mit zutiefst existenziellen Gefühlen konfrontiert. »Das ist so ziemlich das Härteste, was ich je mitgemacht habe«, berichte ich einem guten Freund. Ich weiß von anderen Patienten, dass sie dieser Therapieform nicht gewachsen waren und aufgegeben haben. Die Konfrontationen folgen in hohem Tempo aufeinander, die Sitzungen führen zurück in die Todesangst. Um durchzuhalten, muss ich eine Woche »Urlaub« von der Klinik einlegen. Doch ich will die Therapie fortsetzen. Sie ist meine große Chance, denke ich. Eine Einschätzung, die sich auf großartige Weise bestätigen wird. Inzwischen verbringe ich die siebte Woche in der Klinik.

## Der große Augenblick: ins Schwimmbad!

Warum nicht? Was soll schon passieren? Auf dem Weg von meinem Zimmer in der Klinik zu den Therapien und zum Speisesaal komme ich immer wieder an dem Hallenbad vorbei und sehe Patienten beim Schwimmen oder bei der Wassergymnastik. Kann ich es schaffen, ins Becken zu gehen, ohne panisch zu reagieren oder im schlimmsten Fall wieder in das Leben das Vierjährigen zurückkatapultiert zu werden?

Okay, dann finde ich wieder hinaus. Diesmal hilft mir nicht der sprichwörtliche Mut der Verzweiflung, der mich unterstützt. Ich habe beschlossen, selbst und allein herauszufinden, ob ich die Todesangst nach sieben Wochen Kliniktherapie hinter mir gelassen habe.

Die Dusche ist warm, danach soll der erste Schritt folgen. Fest packe ich zu, als ich das Geländer der kleinen Treppe anfasse. Jetzt gut festhalten und nur nicht stolpern. Mit beiden Händen an den chromfarbenen Handläufen setze ich den linken Fuß auf die erste Stufe. Das Wasser im Becken ist kühl. Unten leuchten die Scheinwerfer ins Blaue. Ja, ein bekanntes Bild, aber ich erschrecke mich nicht. Dann der zweite Fuß. Ich stehe sicher. Wie fühlt sich das Wasser an? Beschleunigt sich der Atem? Beginne ich zu zittern? Hochkonzentriert, wachsam, mit einer Unruhe im Magen, aber ohne Panik gehe ich voran. Wieder eine Stufe.

Mein Blick fällt auf die weißen, vom Wasser umspülten Lamellen am Beckenrand. Ich erschrecke, verlasse das Wasser und blicke aus dem Fenster auf die Bäume. Die weißen Lamellen waren die letzte Erinnerung, bevor ich in Wahlstedt ins Schwimmerbecken stürzte. Mit einer gesteigerten Unruhe im Magen gehe ich zurück zu der kleinen Treppe, setze beide Füße auf die erste Stufe und schaue mir die Lamellen an. Auf ihnen bin ich damals offenbar ausgerutscht, aber sind sie heute für mich gefährlich? Nein, ich stehe sicher auf beiden Beinen und halte mich mit beiden Händen fest.

Bislang ist die alte Angst nicht zurückgekehrt. Sollte sie wirklich ihren Platz in der Vergangenheit gefunden haben?

Ich gehe weiter, immer ein bisschen tiefer, sicherheitshalber auch mal einen Schritt wieder zurück und schaue mich um, um mich zu vergewissern: Hier kann mir nichts passieren. Ich kann schwimmen, da bin ich sicher.

Das kalte Wasser trifft in kleinen Wellen auf meinen Bauch und meinen Rücken. Noch einen Schritt, die Brust wird nass. Ich bleibe lange stehen, schaue mich wieder um und spüre, dass dieser Kraftakt ein weiterer großer Schritt auf dem Weg zu einem Leben ohne Panik sein kann. Dann stehe ich mit den Füßen auf dem Beckenboden, zuvor habe ich das Geländer losgelassen. Hals und Bart werden umspült. Ich beschließe, am Beckenrand entlangzugehen. Was soll schon passieren?

So wage ich mich langsam immer weiter ins Wasser voran. Mehr als 30 Minuten habe ich gebraucht, um mich so behutsam fortzubewegen, dass die Angst keine Sekunde eine Chance hatte, mich zu überfallen. Nach 35 Minuten lasse ich kurz den Kopf unter die Wasseroberfläche sinken, nach 45 Minuten tauche ich einmal quer durchs Becken.

Als ich mich nach dem Duschen abtrockne, findet mein Gehirn kaum einen Gedanken. Jetzt atme ich schneller – vor Aufregung und vor allem vor Freude. Dass ich vergesse, meine Beine abzutrocknen und die Badehose gegen eine trockene zu wechseln, merke ich erst, als ich auf den Fluren eine nasse Spur hinterlasse. Sichtlich in mich gekehrt gehe ich voran. »Kann ich ihnen helfen?«, fragt die Physiotherapeutin, der ich zufällig begegne und die meine Geschichte kennt. Sie missversteht Körperhaltung und Gesichtsausdruck. »Nein, es war wunderbar«, sage ich. »Ich war in der Schwimmhalle und bin getaucht.« Die Therapeutin – einen Kopf größer als ich – schaut mich an, atmet tief ein und sagt mit einem breiten Lächeln und ihrem weichen slawischen Akzent: »Das ist spektakulär!« Kein Wort hätte besser dieses Erlebnis beschreiben können, das sich sofort in der Klinik bei den anderen Therapeuten herumspricht. Ich erhalte Glückwünsche wie bei einem bestandenen Abitur. Ich habe die Prüfung bestanden.

## Meine Kinder

Der Gedanke, dass die Disposition, ein Trauma zu erleiden, auch von meinen Eltern und Großeltern abhängt, bewegt mich tief. Ich spreche mit meinen Kindern darüber. Was habe ich ihnen weitergegeben? Welche Disposition habe ich vererbt? Ich erkläre Johny und Luisa, welche genetischen Schalter bei ihnen möglicherweise aktiviert sind, weil ihr Vater und seine Vorfahren existenziell bedrohliche Erfahrungen hinter sich haben.

## Besuch beim Zahnarzt

In der Klinik habe ich gelernt, dass eine Hand an meinem Hals nicht gefährlich ist. Den Reflex, mit Todesangst zu reagieren, verdanke ich dem »Pferdedoktor«. Auch die panische Angst vor einem Zahnarzt führe ich auf das kindliche Erlebnis bei dem rabiaten Mediziner zurück. Fast alle Menschen fühlen sich unwohl oder reagieren ängstlich, wenn sie beim Zahnarzt auf dem Behandlungsstuhl sitzen. Bei mir setzte stets Panik ein, die instinktive Erinnerung an die gefühlte Lebensgefahr von damals beherrschte mich seit meiner Kindheit. Kaum saß ich auf dem Stuhl, begann ich stark zu schwitzen und hektisch zu atmen. Je älter ich wurde, je mehr meine Krankheit mein Leben dominierte, desto heftiger reagierte ich – bis zum ersten Zahnarztbesuch seit dem Klinikaufenthalt. Das Team in der Praxis kennt meine massiven Ängste und versucht mich wie immer zu beruhigen. Sie erwarten – genau wie ich – panische Reaktionen. Doch die unbewusste Todesangst ist verschwunden und einem normalen Unwohlsein gewichen. Ich weiß, dass die Behandlung unangenehm, aber nicht bedrohlich ist. Nur ein paar Schweißperlen kann ich auf der Stirn spüren, die Atemfrequenz erhöht sich nur leicht. Ich kann es kaum glauben. Das Zahnarztteam gratuliert mir.

## Corona im Winter 2020/21

Die Angst ist nicht endgültig vorbei. Zum Beispiel die panische Furcht, nicht atmen zu können. Die Corona-Pandemie triggert die Ängste davor. Besonders dann, wenn ich im Fernsehen die Not der Infizierten auf der Intensivstation sehe und erfahre, dass sie kaum Luft bekommen, obwohl sie atmen. Dennoch hat sich die Angst verwandelt: Sie ist real, auf eine existierende Gefahr bezogen, und sie lähmt mich nicht. Ich kann gehen, ich kann atmen. Zwar gehe ich noch langsam, doch das Wandern und Spazieren werden – so hoffe ich – wieder die Bedeutung von früher bekommen.

Die Träume bleiben turbulent, manche kommen wieder und wieder. Zum Beispiel der, in dem ich in unzähligen Variationen Taschen packen muss, weil das Flugzeug gleich startet, das Schiff ablegt oder der Zug gleich stoppt und ich ihn verlassen muss. Je größer der Zeitdruck, desto größer die Unruhe, die bis zu einer Panik anwachsen kann. Welche Bedeutung haben die Taschen? Darf ich sie schlicht als Symbole für eine zu große Last nehmen oder für einen Ballast, den ich im Verlauf des Lebens oder auch beim Älterwerden nicht mehr tragen kann? In der ambulanten Therapie spreche ich mit meinem Psychotherapeuten auch diese Varianten an. Und wieder stehe ich vor der alten Frage: Ist es sinnvoll, Bilder aus Träumen wie Symbole oder Metaphern aus der Literatur zu interpretieren? Ich glaube nein, aber warum verbinde ich mit dem Packen und Tragen von Reisegepäck ein Gefühl von existenzieller Bedrohung?

In diesem Corona-Winter versuche ich, wieder viel spazieren zu gehen. An einem Freitagnachmittag beschließe ich, endlich einmal an die Elbe zu fahren, den kalten Wind zu fühlen und den Schiffen hinterher zu träumen. Schon auf der kurzen Fahrt über die Autobahn fällt der erste Schnee. Angekommen am Anleger Teufelsbrück am Nordufer der Elbe treibt der Wind Flocken vor sich her. Das erste Schiff kann ich zunächst nur hören, dann taucht es hinter dem Schneegestöber farblos grau auf. Nur die Positionslichter leuchten hell.

Wieso die Taschen? Beim Anblick der Schiffe erkenne ich plötzlich ihre Bedeutung, zumindest in Ansätzen. Die plötzlich mit dem Gedanken einsetzende Nervosität im Bauch bestärkt mich, dass ich das viele Jahre ungelöste Rätsel des hastig gepackten Gepäcks, das teilweise zurückbleiben muss, vielleicht geknackt habe. Das Schiff im Grau erinnert mich an die letzte Reise der »Lisco Gloria«, das viele Gepäck und den Abschied vom Schiff. Ich war wegen der vielen Taschen der letzte Passagier, der es auf normalem Weg verlassen konnte. Dass es wenige Stunden später auf dem Rückweg nach Klaipeda ausbrannte, habe ich bereits beschrieben. Auch die Nachricht über das Unglück traf mich am nächsten Morgen im Bauch, noch bevor ich die Dimension der Katastrophe und meine Nähe dazu komplett realisierte.

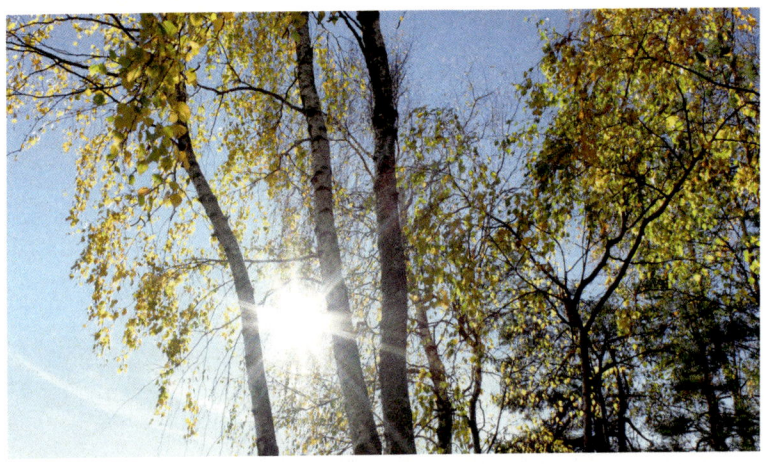

Auf dem Weg zu meiner »Kirche« auf der Kurischen Nehrung (Foto: Wolfgang Klietz)

Die Träume blieben, der Horror der Flashbacks ist verschwunden. Inzwischen bin ich sicher, dass die Panik in mir nie ganz verschwinden wird. Aber ich kann ihr mein Leben entgegensetzen mit der Freude an der Sonne und dem Glück, eine Familie zu haben, mit der Begeisterung für ein gutes Buch und eine erfolgreiche Arbeit, für einen Wein und einen Abend mit Freunden. Am meisten freue ich mich auf meine Kirche in den Dünen Litauens und Reisen mit meiner Frau. Ich war noch nie in Jerusalem, Rom und der Arktis. Das sind die nächsten Ziele.

# Nachwort

Immer wieder habe ich mich beim Schreiben dieses Buches gefragt, ob ich Ihnen, den Leserinnen und Lesern, zu viel Privates und Intimes, zu viel aus der Seele und Vertrauliches berichte. Ja, Sie halten ein sehr persönliches Buch in den Händen, in dem Sie mich kennenlernen und verstehen, wie ich mit meiner Krankheit gelebt habe und weiterlebe. Doch Sie erhalten nur einen teilweisen Einblick. Zum einen, weil ich viele Menschen um mich herum, besonders meine Familie, schützen möchte und meine Gedanken über sie und meine Gefühle nicht offenbart habe. Diese Informationen bleiben für die Öffentlichkeit tabu. Sie gehören zur Privatsphäre. Das Risiko, dass Fragen offen bleiben, bin ich dabei bewusst eingegangen.

Die Krankheit, ihre Folgen und die Therapie zu beschreiben, ist mir leicht gefallen. Wer das Buch liest, lernt meine Krankheit und Vergangenheit kennen. Dank der Therapie konnte ich viele Erlebnisse, die Symptome und die Reflexionen dorthin verorten, wo sie hingehören: ins Damals, in das Gedächtnis. Doch ich *bin* nicht die Krankheit. Insofern könnte der Leser glauben, mehr über mich zu wissen, als es tatsächlich der Fall ist. Vermutlich werden die Traumata mich nie ganz verlassen.

Das hat Corona mir ebenso klar gezeigt wie der Angriff Russlands auf die Ukraine Anfang 2022. Dieser Krieg wird unzählige Menschen nicht nur körperlich, sondern auch seelisch verwunden und damit auch die folgenden Generationen belasten. Gern denke ich an meine Reise in die Ukraine Anfang der 2000er-Jahre zurück und vermag mir kaum vorzustellen, welches Grauen über die Krim und wundervolle Städte wie Kiew und Odessa hereingebrochen ist und wie die Menschen dort mit dem Tod konfrontiert werden, wo ich eine fröhliche und lehrreiche Reise verbracht habe.

## Nachwort

Einmal mehr hat der brutale Angriff Russlands bestätigt: Die Welt ist ein gefährlicher Ort, nichts ist sicher, wenn das Böse es will. Damit ist auch ein lange gewachsenes Sicherheitsgefühl in Deutschland und anderen Ländern Europas verloren gegangen. Zu Beginn des Krieges haben meine Freunde in Litauen Lebensmittelvorräte angelegt.

Ich lese die Nachrichten und reagiere emotional mit einem Widerspruch, den ich schon so viele Jahre kenne: Die Gefahr ist spürbar und besorgt mich. Zur selben Zeit fühle ich mich sicher, denn die Ukraine ist Hunderte Kilometer entfernt.

Mit diesem Buch habe ich mir die Krankheit buchstäblich von der Seele geschrieben. Doch es dient nicht allein dazu, mich zu befreien und das Geschehene noch einmal zu durchdenken und zu durchfühlen. Das Buch soll Menschen mit der gleichen Krankheit Mut machen, sich der Vergangenheit zu stellen, um die Gegenwart lieben zu können. Ich habe nie gesagt, dass Therapie und die Konfrontation mit dem Horror des Lebens leicht sind. Aber ich bin fest davon überzeugt, dass es sich lohnt, diesen Weg zu gehen – um des eigenen Lebens willen. Und um der Kinder und Enkel willen. Meine Kinder wissen heute, welche Last ich ihnen vermutlich genetisch hinterlassen habe.

# Epilog

Du hast dich auf eine Reise begeben, Siegfried.
Auf eine Reise zum Licht. Verstehst du, was ich sage?
*Ja.*
Willst du uns führen vom Dunkel ans Licht?
*Ja.*
Willst du uns führen vom Dunkel ans Licht?
*Ja*
Die Wahrheit ans Licht?
*Zur Wahrheit, zum Licht.*
Zur Wahrheit, zum Licht.
*Zur Wahrheit, zum Licht.*
Gemeinsam: Zur Wahrheit, zum Licht.

(aus: Fernsehserie »Babylon Berlin«, 3. Staffel, 1. Folge)

## »Fass bloß nicht das Trauma an!«

von Kathrin Walter[7]

In der Weiterbildung im Fachbereich Psychiatrie und Psychotherapie habe ich als junge Ärztin immer wieder diesen Satz gehört: »Fass bloß nicht das Trauma an!« Damals arbeitete ich auf einer Station mit einem Behandlungsschwerpunkt für Borderline-Patien-

---

7 Die Ärztin und Therapeutin, die mich [W. K.] behandelt hat, gehört zu den wenigen in Deutschland, die bei Trauma-Patienten die Narrative Expositionstherapie (NET) anwendet. In ihrem Beitrag für dieses Buch beschreibt sie ihre Motivation, Trauma-Therapeutin zu werden, und ihre Erfahrungen. Sie schreibt aus privaten Gründen nicht nur unter ihrem Namen, sondern unter dem Pseudonym Kathrin Walter.

ten. Es waren junge Menschen, überwiegend Frauen, die unter Suizidgedanken litten, sich selbst verletzten, gepeinigt von Selbsthass und massiven Stimmungsschwankungen. Viele von ihnen waren traumatisiert, Opfer sexuellen Missbrauchs oder emotionaler Verwahrlosung, heimatlos in ihrer eigenen Seele.

Ich hatte damals die großartige Möglichkeit, eine Therapieform zu lernen, die sogenannte Dialektisch-Behaviorale Therapie (DBT) nach Marsha Linehan, die direkt auf die Behandlung von Borderline-Patienten zugeschnitten ist. Kurz und etwas plakativ zusammengefasst (und damit dieser großartigen Therapiemethode sicher nicht die verdiente Bedeutung gegeben) bedeutet DBT: Der Therapeut übermittelt dem Patienten Handwerkszeug, das ihn befähigt, die gravierenden Anspannungszustände zu regulieren, mit Gefühlen besser umzugehen und Selbstwert aufzubauen. Erst in einer späteren Phase, so hieß es, sollte dann die Bearbeitung des Traumas folgen.

Von daher prägte mich der Auftrag, das Gespräch umzulenken, wann immer eine Patientin über ihr Trauma sprechen wollte. Ich war nicht nur sicher, das Richtige zu tun, sondern auch erleichtert, fühlte ich mich doch massiv überfordert, als Berufsanfängerin mich solchen Themen zu stellen.

Als Therapeutin war es für mich leicht, Patienten zu informieren, sie zu motivieren und nach einer klaren Struktur sogenannte Fertigkeiten zu vermitteln. Auch die Zusammenarbeit mit einem multiprofessionellen Team auf der Station gab mir Sicherheit. Was mir damals aber noch fehlte, war die Offenheit, den mir anvertrauten Patienten und letztlich auch mir einen Raum zu geben, der es zuließ, alles, wirklich alles, zur Sprache kommen zu lassen, was sich bei meinem Gegenüber aufdrängte und damit Schmerz, Trauer oder auch Wut zuzulassen und dem Schrecken »ins Gesicht zu blicken«.

Jahre später entstand der Plan, in unserer Klinik eine Traumatherapie, die sogenannte Narrative Expositionstherapie (NET), anzubieten. Ausgebildet wurden meine Kollegen und ich durch die Begründer dieser Therapieform selbst, Maggie Schauer und Thomas Elbert, die in Konstanz die Entwicklung von NET vorangetrieben und mittlerweile zahlreiche wissenschaftliche Studien veröffentlicht haben, die die Wirksamkeit von NET belegen. Für uns Kollegen begann eine spannende Reise.

Ehrlich gesagt: Ich war skeptisch. Wie soll Therapie ermöglichen können, sich auch an die Lebensereignisse wieder zu erinnern, für die es Gedächtnislücken, manchmal über Monate oder sogar Jahre, gibt? Und was ist mit den Patienten, denen ohnehin der Mut für das Leben fehlt? Kann man ihnen wirklich auch noch Traumatherapie zumuten? Hieß es doch immer »erst stabilisieren und bloß keine Traumakonfrontation bei akuter Suizidalität!« Dass wir in Deutschland im internationalen Vergleich besonders ängstlich bei Traumakonfrontation vorgehen und viele Patienten – zum Teil jahrelang – im Rahmen ihrer Psychotherapie »stabilisiert« werden und von den Dämonen ihrer Vergangenheit weiter verfolgt werden, sollte ich später lernen.

Mittlerweile habe ich viele Patienten mit NET behandelt. Der Austausch mit Kollegen war und ist immer wichtig. Ich habe nicht geglaubt, dass in unserem Land Deutschland derart schreckliche Szenerien von Folter, sexueller oder körperlicher Gewalt wirklich passieren. Einige Geschichten übertrafen meine persönliche Vorstellungskraft und – zugegeben –, einige Male stand ich vor der Frage, ob ich diese Form von Therapie wirklich weiter praktizieren will, ob ich die Geschichten wirklich aushalten kann und nicht selbst zu guter Letzt irgendwann selbst psychisch krank werde.

Aber in dem Maße, wie ich feststellte, dass ich mich im Rahmen von Supervisionen und im Austausch meinen Kollegen anvertrauen konnte, lernte ich innere Bilder des Schreckens und belastende Gefühle zu verändern – bei mir und bei meinen Patienten. Heutzutage, viele Jahre später, bin ich fasziniert von den Möglichkeiten, die Traumatherapie bietet. Anstelle von »Fass bloß nicht das Trauma an!« wurde für mich »Trau Dich, darüber zu sprechen!« ein wesentlicher Leitgedanke meiner Arbeit als Traumatherapeutin.

»Fass bloß nicht das Trauma an!«

## Der Deckel ist auf

»Oh mein Gott! Ich kann nicht! Der Deckel ist wieder auf!« Er sitzt auf dem Bett, sein ganzer Körper zittert, seine Augen weit aufgerissen, hektisch atmend. Er scheint gefangen in seiner eigenen Welt, nimmt nur manchmal Kontakt zu mir auf. Er stammelt vor sich hin, ich verstehe kaum, was los ist. »Hilfe ... Krieg ... Atompilz ... Was ist hier los?« Seine Panik füllt den Raum. Ich spreche ihn laut und deutlich an: »Herr Klietz!«. Es fühlt sich an, als wenn er mich gar nicht wahrnimmt, ganz woanders ist, um Orientierung ringt, beinahe verwirrt wirkend, um sich blickend. Das, was mein Patient Wolfgang Klietz sagt, klingt wie zerstückelt. Ihm fehlt die Sprache, das zu beschreiben, was er gerade erlebt. Schier gefangen in einer ganz anderen Zeit, an einem anderen Ort, mit maximaler Bedrohung konfrontiert. Entrückt aus dem Hier und Jetzt, die Bodenhaftung verloren, dem Schrecken ausgeliefert.

Das wohl Schlimmste, was traumatisierte Menschen immer wieder erleben: Das Trauma rückt in die Gegenwart, wird wiedererlebt, als wenn »es« jetzt in diesem Moment wieder passiert. »Flashback« wird dieser Zustand genannt. Das Trauma wird förmlich mit allen Sinnen erlebt, der Bezug zur Realität geht verloren, das Opfer wird erneut zum Opfer, obwohl keine reale Gefahr besteht. In milderer Ausprägung, wenn Bilder und Gedanken auftreten, die an das Trauma erinnern, die Verankerung im Hier und Jetzt aber bestehen bleibt, spricht man von sogenannten Intrusionen.

Nicht bei allen Menschen mit einer Posttraumatischen Belastungsstörung (PTBS) treten Flashbacks oder Intrusionen auf. Bei manchen kommt es eher zu sogenannten dissoziativen Zuständen, einem Gefühl, wie in »Watte gepackt zu sein«, eventuell Geräusche lauter oder leiser zu hören, Farben verändert wahrzunehmen, unfähig zu reagieren, sich manchmal gar nicht bewegen zu können. Ausgelöst werden diese Symptome durch Auslösereize, Ereignisse in der Gegenwart, die in irgendeiner Form die Brücke zu dem erlebten Trauma schlagen – eine Farbe, ein bestimmter Geruch, der zum Beispiel an den Täter erinnert, ein Ort, wo das Trauma stattfand, die Art und Weise, wie jemand aussieht oder spricht.

Nicht selten sind traumatische Ereignisse abgespalten und gar nicht mehr erinnerbar, über Jahre nicht zugänglich, bis sie plötzlich – ohne jede Vorahnung des Betroffenen – ihren Weg in die Gegenwart finden, ausgelöst durch einen solchen Auslösereiz. Die Folgen sind häufig gravierend, Ängste bahnen sich ihren Weg, der Alltag kann zum Martyrium werden. Reizbarkeit, sozialer Rückzug, Verlust von Arbeitsfähigkeit können die Folge sein. Die Krankheit bahnt sich ihren schrecklichen Weg: Das familiäre Umfeld reagiert überfordert, alle erleben Hilflosigkeit.

Doch unsere Seele verfügt über eine gute Fähigkeit, sich (meistens) selbst aus diesem Prozess wieder zu befreien. Wenn das aber nicht gelingt, sollte sich der Erkrankte Hilfe suchen, bevor sich der Teufelskreis verdichtet und womöglich auch weitere Erkrankungen wie Depressionen oder Suchterkrankungen hinzukommen.

## Was passiert eigentlich mit einem traumatisierten Gehirn?

Für die Erinnerung szenischer Ereignisse spielen zwei Gedächtnissysteme eine entscheidende Rolle. Zum einen das autobiografische Gedächtnis. Es ermöglicht uns, bewusst konkrete Fakten über Erlebnisse in unserer Biografie abzurufen: Was ist passiert? Wann war das? Wer war dabei? Wo war das? Oftmals sind wir erstaunt, wie viele Informationen über lange zurückliegende Ereignisse wir tatsächlich noch erinnern.

Informationen aus dem zweiten Gedächtnissystem, dem sensorisch-perzeptuellen Gedächtnis, sind fragmentarisch abgespeichert und liefern Informationen über die Situation, in der wir uns befunden haben, sowie über unsere Gedanken, Gefühle und Körperreaktionen. Diese Fragmente sind wie einem Netzwerk miteinander verbunden. Ein einziger Hinweisreiz reicht aus, und die ganze Szene mit allen sensorischen Qualitäten, Gedanken und Gefühlen steht uns wieder zur Verfügung.

Bei dem Duft von Heidekraut zum Beispiel denke ich sofort zurück an einen Urlaub mit meinen Eltern in der Lüneburger Heide. Mein autobiografisches Gedächtnis gibt mir die Information, dass ich etwa acht Jahre alt war. Warum klappt das so gut? Es liegt daran, dass beide Gedächtnissysteme miteinander verbunden sind. Wann immer das sensorisch-perzeptuelle Gedächtnis aktiviert wird, kann mein autobiografisches Gedächtnis diese Informationen in den Zeitstrahl meiner Biografie einordnen.

Aber was passiert infolge einer Traumatisierung? Viele Betroffene berichten über ausgeprägte Erinnerungslücken. Manchmal fehlen sogar einige Jahre Erinnerung aus der Kindheit. Berichtet wird zudem über das häufige Wiedererleben traumatischer Szenen, so, als wenn sich das Trauma im Hier und jetzt wiederholt und es gefühlt keine Chance gibt, dieses Erleben zu unterbinden.

Ursächlich hierfür ist zum einen eine deutlich stärkere Verbindung der einzelnen Fragmente des sensorisch-perzeptuellen Gedächtnisses, sodass kleinste Hinweisreize ausreichen, das Netzwerk zu aktivieren. Man spricht dann von einem sogenannten Furchtnetzwerk. Oftmals können dabei auch andere Netzwerke aktiviert werden. Damit erklärt sich auch, warum womöglich plötzlich auch andere schreckliche Szenen wieder erinnert werden. Zum anderen ist von Bedeutung, dass infolge von Traumatisierung die Verbindungen zwischen dem sensorisch-perzeptuellen und dem autobiografischen Gedächtnis gekappt werden. Eine Verortung der traumatischen Szene in der Vergangenheit ist somit nicht mehr möglich. Das Trauma findet quasi im Hier und Jetzt statt.

### Was ist Narrative Expositionstherapie?

Narrative Expositionstherapie ist eine von mehreren wissenschaftlich überprüften trauma-konfrontativen Verfahren. Sie wurde von der Konstanzer Arbeitsgruppe um Maggie Schauer, Thomas Elbert und Frank Neuner gegründet und war ursprünglich für den Einsatz in Kriegsgebieten, zum Beispiel für die Behandlung von Kindersoldaten, gedacht. Ziel war es, eine Behandlungsmethode nutzen zu können, die schnell erlernbar ist und bereits nach wenigen Sitzungen gewünschte Effekte erzielt. Dies konnte mittlerweile in zahlreichen Studien nachgewiesen werden.

Zu Beginn der Therapie, nachdem der Patient ausführlich über das Verfahren aufgeklärt wurde und sich für diese Therapieform entschieden hat, wird die sogenannte Lebenslinie gelegt. An einem langen Seil, das am Boden ausgelegt wird, werden symbolisch Steine für emotional schlimme oder auch traumatische Ereignisse und Blumen für die besonders schönen Momente, Erfahrungen und Beziehungen gelegt – ausgehend von der Geburt am Beginn des Seils bis hin zur Gegenwart.

Bereits hierbei wird erkennbar, welche Ereignisse für die Therapie besonders relevant werden. Dabei werden vegetative Reaktionen, zum Beispiel Zittern, Schwitzen und Unruhe, sichtbar. Am Ende der Lebenslinie wird das Seil als Schnecke geformt. In diese werden Blumen, die die Wünsche für die Zukunft repräsentieren, gelegt. Ich finde diese Lebenslinie für therapeutische Prozesse großartig, denn sie würdigt das erfahrene Leid in besonderem Maße und schweißt Patient und Therapeut einmal mehr für den weiteren Prozess zusammen.

In den folgenden Sitzungen werden die einzelnen Steine und Blumen Schritt für Schritt bearbeitet. Dafür regt der Therapeut den Patienten an, das jeweilige Ereignis möglichst präzise zu erzählen. Das bedeutet für die betreffende Person, eine schwere Aufgabe zu bewältigen. Herausgearbeitet werden zwar auch die Fakten aus dem autobiografischen Gedächtnis. Es geht aber vielmehr um die Inhalte des sensorisch-perzeptuellen Gedächtnisses: Gedanken, Gefühle, Körperreaktionen und auch mit der Situation verbundene Bewertungen, Sorgen oder Bedeutungen für die Zukunft. Während des Prozesses der Konfrontation wird der Therapeut das Tempo genau an der Stelle reduzieren, wo sich der Kern des Traumas verbirgt und von dort an im Zeitlupentempo versuchen, alle wichtigen Aspekte dem Patienten zu entlocken und diesen anzuregen, die Szene durch Wiedererleben (Exposition) genau zu beschreiben.

Es entsteht eine Geschichte über das Ereignis, die Narration. Sie ereignet sich von Angesicht zu Angesicht, ist lebendig, emotional und für den Erzähler und Zuhörer zugleich packend und berührend. Der Therapeut fragt den Patienten während der Exposition immer wieder, wie das Erlebte früher wahrgenommen wurde – gedanklich, emotional und körperlich – und wie es sich jetzt, in diesem Moment anfühlt. Durch diese Technik, Diskrimination genannt, werden die Brücken zwischen dem autobiografischen und sensorisch-perzeptuellen Gedächtnis wieder aktiviert.

Während der Konfrontation werden alle mit dem traumatischen Ereignis verbundenen Angstreaktionen aktiviert. Die Sitzung wird erst dann beendet, wenn die damalige traumatische Szene vollständig vorbei ist, der Patient sich damals wie jetzt wieder sicher fühlt und das Angst-Erregungsniveau merklich gesunken ist. Der Therapeut hat – immer darauf bedacht, die Wortwahl des Patienten zu nutzen – die Narration während der Sitzung aufgeschrieben.

In der nächsten Sitzung ergeben sich nicht selten wichtige neue Hinweise. Weitere Gedächtnisinhalte können in der Zwischenzeit bei dem Patienten aktiviert worden sein, neue Bilder und Informationen sind möglicherweise hinzugekommen. Vielleicht haben vorübergehend auch Albträume zugenommen. Die Narration wird von dem Therapeuten vorgelesen, die neuen Erkenntnisse werden integriert.

Die traumatische Szene wird nochmals prozessiert, sollte der Patient beim Vorlesen oder in der Zeit nach der letzten Sitzung deutliches intrusives oder dissoziatives Erleben oder allgemeine Angst beklagen. Somit entsteht Schritt für Schritt, Stunde für Stunde eine Narration über die Biografie des Patienten, und die Symptome der Posttraumatischen Belastungsstörung verblassen. Häufig verändert sich das Selbstwertgefühl, Beziehungs- und Arbeitsfähigkeit werden wiedererlangt, die Opferrolle kann verlassen werden. Zum Ende der Therapie werden die Wünsche für die Zukunft fokussiert und die gesamte Narration wird noch einmal vorgelesen – nicht selten ein feierlicher Moment, der die gemeinsame Arbeit und den errungenen Erfolg würdigt.

»Fass bloß nicht das Trauma an!«

## Warum schreibe ich hier?

Meine Großmutter wurde im Zweiten Weltkrieg von sowjetischen Soldaten vergewaltigt. Als ich 13 Jahre alt war, erzählte sie mir davon, irgendwann nach dem Mittagessen, ganz beiläufig. Ich erinnere mich noch, wie ich sagte, »wie schrecklich«, um mich dann wieder meinem Buch zu widmen. Wäre ich doch bloß älter gewesen und hätte die psychotherapeutische Erfahrung von heute! Wie gerne hätte ich mit ihr über ihre Erfahrungen gesprochen. Heute verstehe ich, warum sie so unruhig war, ständig geputzt hat und körperliche Nähe nur wenig zuließ. Heute verstehe ich, warum meine Mutter unter Ängsten gelitten hat und auch heutzutage noch leicht durch verschiedenste Körpersymptome irritiert wird. Heute verstehe ich, warum ich Psychotherapeutin geworden bin.

Die Enkelgeneration beginnt, Worte zu finden für Traumatisierungen, die über Generationen aufgrund epigenetischer Veränderungen hinweg heute noch wirken und für die es lange Zeit keine Worte gab.

Viele Menschen leiden unter Schmerzen oder diffusen Körpersymptomen und wissen nicht oder nur vage, dass sie Opfer von körperlicher, sexueller oder emotionaler Gewalt waren. Manche Menschen leiden unter gravierenden Erinnerungslücken. Und andere wiederum verstehen nicht, warum sie plötzlich unter heftigsten Ängsten leiden. Traumatisierung hat viele Gesichter.

Durch meine Ausbildung zur Traumatherapeutin habe ich gelernt, wie wichtig es für Opfer ist, über das Erlebte zu sprechen, sich Vertrauenspersonen zu suchen, egal wie seltsam sich eigenes Empfinden und Erleben anfühlen. Scham- und Schuldgefühle stehen häufig wie schier unüberwindbar erscheinende Hindernisse im Weg. Aber es lohnt sich, den Mut dafür aufzubringen.

Über die Ergebnisse von Narrativer Expositionstherapie bin ich immer wieder beeindruckt. Viele Patienten fühlen sich hinterher wie befreit, und auch für mich grenzt es manchmal an ein Wunder, wenn die Ängste schwinden und Menschen wieder Dinge tun

»Fass bloß nicht das Trauma an!«

können, die ihnen wichtig sind, die sie aber zum Teil über Jahre gemieden haben, zum Beispiel schwimmen zu gehen...

# Danksagung

*Danke an:*

Ruth, Johny und Luisa für ihr nie endendes Verständnis,

meine Mutter und meinen Bruder für die langen Gespräche über unsere Vergangenheit,

Dr. Kathrin Walter und ihr Team für professionelle Therapie und Empathie,

Evie fürs Mutmachen und für das Gebet im Restaurant,

Dirk (»Hasi«) für die unendlich lange Freundschaft,

Jan, Michi, Timo und Uli für die Unterstützung per Handy, wenn ich nicht mehr konnte,

Algirdas Didžiulis für die gemeinsamen Spaziergänge am Meer und in den Dünen,

meine großartige Kollegin Annabell Behrmann fürs aufmerksame Lesen, die Empathie und die professionelle Kritik,

Iris,

Baptiste,

Volker Höffer für die intensiven Gespräche und die zahllosen klugen Anmerkungen,

## Danksagung

Sebastian Heinzel für die Inspiration,

Anke Vornbäumen, Physiotherapeutin,

Detlef Wittneben, Psychotherapeut,

Silke Reinhartz (Somatic experience-Therapie)

und das Team der Traumaambulanz im UKE.

# Weiterführende Literatur und Internetlinks

## Bücher

Drescher, Anne, Rüchel, Uta, Schöne, Jens (Hrgs.) (2018): *Bis ins vierte Glied. Transgenerationale Traumaweitergabe. 2. Auflage.* Publikation zur Fachtagung der Landesbeauftragten für die Stasi-Unterlagen in Mecklenburg-Vorpommern und Berlin. Schwerin.

Kast, Verena (2015): *Träume – die geheimnisvolle Sprache des Unbewussten. 7. Auflage.* Düsseldorf: Patmos.

Kolk, Bessel van der (2015): *Verkörperter Schrecken: Traumaspuren in Gehirn, Geist und Körper und wie man sie heilen kann. 7. Auflage.* Lichtenau: G.B. Probst.

Neuner, Frank, Catani, C., Schauer, Maggie. (2021): *Narrative Expositionstherapie NET (Bd. 82, Fortschritte der Psychotherapie).* Göttingen: Hogrefe.

Wery von Limont, Sabine (2021): *Das geheime Leben der Seele. Was unsere Psyche formt, wie sie arbeitet und was sie krank macht.* München: Goldmann.

Willmeroth, Ulrike, Ruderus, Ursula (2014): *Berufen zum Königskind. Gefangen im Trauma – Durchbruch zur Freiheit. 2. Auflage.* Lüdenscheid: Asaph-Verlag.

Wolynn, Mark, Autenrieth, Silvia (2017): *Dieser Schmerz ist nicht meiner. Wie wir uns mit dem seelischen Erbe unserer Familie aussöhnen. 6. Auflage.* München: Kösel.

Wüstel, Jens-Michael (2017): *Traumakinder: Warum der Krieg immer noch in unseren Seelen wirkt.* Köln: Lübbe.

## Aufsätze in Fachzeitschriften

Beutel, Manfred E., Subic-Wrana, Claudia (2012): Stabilisierung bei komplexer posttraumatischer Belastungsstörung, *Psychotherapeut 2012/1*, S. 55–57.

Elbert, T., Schauer, M. (2022). Epigenetisch gestützte Vererbung von Trauma- und Gewalterfahrungen. In: J. Müller, M. Ruf-Leuschner, B. Grimmer, C. Knaevelsrud, B. Dammann (Hrsg). *Traumafolgen: Forschung und therapeutische Praxis.* Stuttgart: Kohlhammer.

Neuner, Frank (2018): Stabilisierung vor Konfrontation in der Traumatherapie – Grundregel oder Mythos?, *Verhaltenstherapie 2008/18*, S. 109–118.

Rosner, Rita, Henkel, Christine, Ginkel, Katharina, Mestel, Robert (2010): Was passiert nach der stationären Stabilisierung mit komplex traumatisierten

PTB-Patientinnen? Die Bedeutung von Stabilisierung und Konfrontation für die Behandlung traumatisierter Frauen, *Zeitschrift für Psychiatrie, Psychologie und Psychotherapie*, 58 (2), 2010, S. 127–135.

Schauer, Maggie, Elbert, Thomas, Neuner, Frank (2018) Narrative Expositionstherapie nach Gewalt und Flucht. In: W. Machleidt, A. Heinz (Hg) *Praxis der interkulturellen Psychiatrie und Psychotherapie. Migration und psychische Gesundheit.* Kap. 24, S. 261–271. Elsevier: Urban & Fischer.

Schauer, Maggie, Elbert, Thomas, Neuner, Frank (2017). Narrative Expositionstherapie (NET) für Menschen nach Gewalt und Flucht: ein Einblick in das Verfahren. *Psychotherapeut*, Schwerpunkt: Psychotherapie mit Geflüchteten.

Schauer, Maggie, Ruf-Leuschner, M. (2014). Die *Lifeline* in der Narrativen Expositionstherapie (NET), *Psychotherapeut*, 59, 226–238.

Wettig, Jürgen: Transgenerationale Weitergabe kindlicher Traumatisierung, *DNP – Der Neurologe & Psychiater,* 2019; 20 (4).

## Filme und Videos

Sebastian Heinzel, Der Krieg in mir (Buch; Film: 83 Minuten, 2019)
Katja Matthias, Trauma/Face your Fear (Film: 45 Minuten, 2011)
Liz Wieskerstrauch, Vererbte Narben, Arte TV-Wissenschaftsdokumentation (Film: 45 Minuten, 2017)
Phoenix: Im Dialog: Michael Krons mit Dr. Maggie Schauer am 18.03.2016, https://www.youtube.com/watch?v=O8wjJC4CXrU [abgerufen am 09.05.2022]
Phoenix: »Kriegsenkel – wie wir den Krieg bis heute spüren«, Phoenix Runde vom 07.05.2015, https://www.youtube.com/watch?v=pZ1Hb7eRi1A [abgerufen am 09.05.2022]

## Weiterführende Informationen

Der Verein Kriegsenkel versteht sich als Anlaufstelle für Menschen der dritten Generation nach dem Zweiten Weltkrieg:
https://www.kriegsenkel.de/
Der Schweizer Psychiater und Psychotherapeut Jan Gysi veröffentlicht regelmäßig einen Newsletter zum Thema Traumata, Anmeldung hier:
https://updates-psychotraumatologie.mailchimpsites.com/
Bei Facebook tauschen sich Betroffene in der Gruppe PTBS und komplexe Posttraumatische Belastungsstörung (Selbsthilfegruppe) aus:
https://www.facebook.com/groups/216200562195694